图解头晕头痛自我按摩

于天源　王　磊◎主编

中国盲文出版社

图书在版编目（CIP）数据

图解头晕头痛自我按摩（大字版）/ 于天源，王磊主编．—北京：中国盲文出版社，2017．9
ISBN 978－7－5002－7715－6

Ⅰ．①图…　Ⅱ．①于…②王…　Ⅲ．①眩晕—按摩疗法（中医）—图解②头痛—按摩疗法（中医）—图解　Ⅳ．①R244．1—64

中国版本图书馆CIP数据核字（2017）第043906号

图解头晕头痛自我按摩

主　　编：于天源　王　磊
责任编辑：戴皓宁
出版发行：中国盲文出版社
社　　址：北京市西城区太平街甲6号
邮政编码：100050
印　　刷：北京新华印刷有限公司
经　　销：新华书店
开　　本：880×1230　1/32
字　　数：36千字
印　　张：2．875
版　　次：2017年9月第1版　2017年9月第1次印刷
书　　号：ISBN 978－7－5002－7715－6/R·1057
定　　价：15．00元
销售服务热线：（010）83190297　83190289　83190292

编 委 会

前言

推拿，也称按摩，是中医学的重要组成部分。推拿通过手法作用于人体某些部位或者某些穴位而达到强身健体、防病治病的作用。因其操作简便、疗效明确、经济安全而备受世人喜爱。

随着生活水平的提高，人们越来越重视自身的健康问题，不断地寻觅各种家用养生方法。而推拿就成了其中常常被采用的方法。

因此，本系列丛书应运而生，旨在向普通读者提供一种简便易学的自我按摩方法，以保护自身健康。

本书主要介绍头晕头痛的自我按摩方法。

每个人都有过头晕头痛的体验，这一症状时常影响着人们的生活，尤其是都市白领，每天面前永远是电脑的屏幕，长此以往，头痛的程度不断加重，这无疑对人们健康带来巨大挑战。

与此同时，繁忙的工作使人们无暇顾及自己的健康，常常无法到医院或者正规的养生保健场所进行头部的保健。为此，我们将头晕头痛的自我按摩方法编写成书，希望能为广大的头晕头痛人群提供一种简便、快速的缓解方法，期望能为夜以继日工作学习的人们带来福音。

本书遵循实用和科学的原则，简要介绍了头晕头痛的常见病因和症状、自我按摩的常用手法、常用穴位和按摩方法，并在书籍最后附上日常养护方法以及注意事项。

本书语言通俗易懂，内容丰富，图文并茂，方便携带，可随手翻阅，轻松运用，很适合没有医学基础的广大读者阅读、学习，应为家中常备的保健书籍。相信读者翻阅完毕，便可掌握好头部的自我按摩方法，并且也对中医推拿和穴位有了一定的认识。

由于编者水平有限，书中难免存在不足之处，望广大读者、同仁指正！

于天源

2016 年 10 月

目　录

第一章　概述

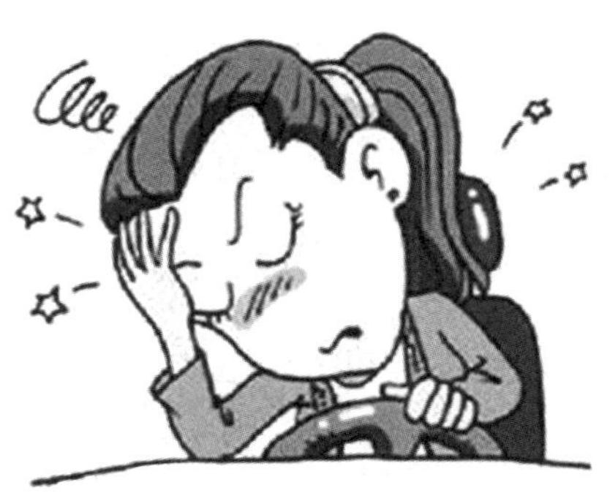

当你经常出现头晕头痛，这是大脑发出了“抗议”的信号。怎样才能快速缓解这一系列症状？头部的自我按摩帮你解决这一苦恼，它具有健脑宁神、聪耳明目、开窍镇痛的功效，对大脑疲劳有良好的保健治疗作用。

头晕常和眼花同时并见，统称为“眩晕”。症状较轻者，闭目可缓解或转瞬即逝；重者如坐舟车站立不稳，或伴有恶心、汗出，甚至昏倒等症状。

头痛常见有偏头痛、全头痛、头部隐隐作痛，或时发时止，或伴有恶心、胸闷、心慌等症状。

中医学认为，气血运行于周身必须畅通无阻，一旦机体受损，局部经络阻滞，气滞血瘀，便会造成疼痛与局部的功能受限，正所谓“不通则痛”。而适宜的按摩推拿能疏通经络，改善血液循环，可以减轻对神经的压迫，从而缓解疼痛以及局部血管痉挛，进而达到“通则不痛”的效果。

第二章　常见病因和症状

第一节　常见病因

头晕头痛的病因病机比较复杂，中医学认为，头为诸阳之会，五脏六腑之气血皆上会于此。

一、感受风寒湿热邪气

起居不慎，睡卧当风，外感风、寒、湿、热等邪气，侵入人体经络后，上犯于头，阻滞于络，而致头痛。

二、情志不畅

中医认为肝喜条达、恶抑郁，平素脾气急躁易怒，肝失条达，郁而化火，上扰清空，而发为头晕头痛。

三、饮食不节

长期过食肥甘之品，或饮食不节，脾失健运，水津不得通调输布，日久积湿成痰，上蒙清窍，而致头晕头痛。

四、病后、产后体虚

久病后，脾胃虚弱，生化不足，气血亏虚，气虚则清阳不展，血虚则脑失所养，皆能发生头晕头痛。

五、先天不足

老年肾亏，或久病伤肾，或房劳过度，导致肾精亏耗，髓海不足，上下俱虚而致头晕头痛。

第二节　常见症状

头晕发作时眼前发黑或眼花、视物模糊，感觉自己或外界景物旋转，站立不稳，症状轻者闭目一会儿会缓解，重者如坐车船，不能站立。时而伴有恶心、呕吐、汗出，甚至昏倒等症状。

头痛是指眉毛以上向后到枕骨粗隆范围的疼痛，面部疼痛不包括在内。

不同的区域和疼痛种类会提示不同的征兆。下面是常见的几种头痛类型，有助于鉴别判读。

一、全头、头后侧、前额或绕头痛

钝痛或有闷胀感，偶发至每天发生，可伴有焦虑、紧张、心烦等症状，提示为紧张性头痛。

二、偏头痛

沉重、间歇性钝痛，在半夜至凌晨逐渐加重，早晨剧烈，头部有充塞感，有高血压病史，危急者呈炸裂样痛，提示高血压性头痛。

三、单侧的额颞区疼痛

长期的胀痛或钝痛，伴有头痛与咽痛同时存在，可出现恶心、呕吐，低头或按压眼球症状加重，提示为青光眼。

四、前额及头顶疼痛

钝痛或隐痛，随时可能发生，多发于吃早餐前，伴有乏力、易怒、饥饿感及出汗等症状，重者视物模糊、恶心，甚至虚脱晕倒，提示为低血糖。

五、局限于枕部的疼痛

紧压痛或单侧波动性疼痛，伴有上肢麻木、疼痛、乏力，以及眩晕、咽部阻塞感，大多以颈部突然转动为发病诱因，提示为颈椎病。

六、头顶、双颞、后枕部疼痛

跳痛、刺痛、有紧束感，尤其在劳动后加重，伴有躁动不安、胸闷、心悸、失眠、乏力等症状，提示为神经衰弱。

七、额、颊、鼻根、眼眶疼痛

胀痛、叩击痛，清晨较轻至午后尤重，可伴有发热、食欲差、耳周不适、鼻塞、流涕、眼红痒等症状，提示为鼻窦炎。

八、头的一侧疼痛

持续性跳痛，疼痛可持续数小时或数天，发作时一般持续 8～24 小时，伴有视物模糊等前驱症状，发作前的若干小时，可出现嗜睡和周身不适等症状，提示为偏头痛。

附：危险的 10 种头痛——迅速就医

头晕头痛是现代人常见的症状，但人们往往忽视隐藏在其背后的可怕疾病，所以当出现了以下 10 种情况时，便是身体发出的严重警告，提醒您尽快到医院就医！

（1）平时健康的人突然发生剧烈头痛，

同时出现呕吐或轻微意识障碍。

提醒您：有颅内动脉瘤或脑血管畸形导致脑出血的可能。

（2）具有高血压或动脉硬化病史的中老年人出现中度的头晕、头痛。

提醒您：有中风的可能。

（3）头痛伴有发热、恶心、呕吐、颈部僵硬，曾经有结核病史。

提醒您：要考虑结核性脑膜炎的可能（特别是儿童）。

（4）头部受到外伤，神志暂时丧失后又清醒，经医生检查没有明显损伤，但还是自觉头痛。

提醒您：这种头痛必须密切观察一段时间，以防止严重的脑部损伤正在缓慢进行中。

（5）头部外伤后返家休息的几周或几个月后突然出现头痛欲裂、呕吐、视物模糊、神志不清、痉挛抽搐等症状。

提醒您：可能为慢性硬脑膜下出血。

（6）春、冬季节出现突发性剧痛，伴有畏寒、发热、呕吐频繁、颈部僵硬、意识障碍、身上出现出血斑。

提醒您：可能是流行性脑脊髓膜炎。

（7）头痛逐渐加重，多发于晨间，同时伴有呕吐、视力模糊等症状。

提醒您：有患脑瘤的可能。

（8）老年人出现长期且剧烈的疼痛，并伴有一侧的耳痛。

提醒您：可能患有内耳肿瘤。

（9）中老年人反复的头痛，伴有鼻部疼痛，且鼻腔出现血性分泌物。

提醒您：有罹患鼻咽癌的可能。

（10）头痛伴随眼部剧烈疼痛，手压眼球可加重，并感到眼球变硬、视力模糊、眼睛发红。

提醒您：可能患有青光眼。

除了上述10种较危急的症状外，若有长期头痛，但近期头痛的形式突然改变，或咳嗽、排便、弯腰时明显加重者，或者虽然疼痛不剧烈，但已经影响日常生活者，都应该迅速就医诊治。

第三章　常用手法

一、按法

【操作】

◎指按法：用拇指端或指腹按压体表的方法，称指按法。头部按摩多用指按法。（图3－1、3－2）

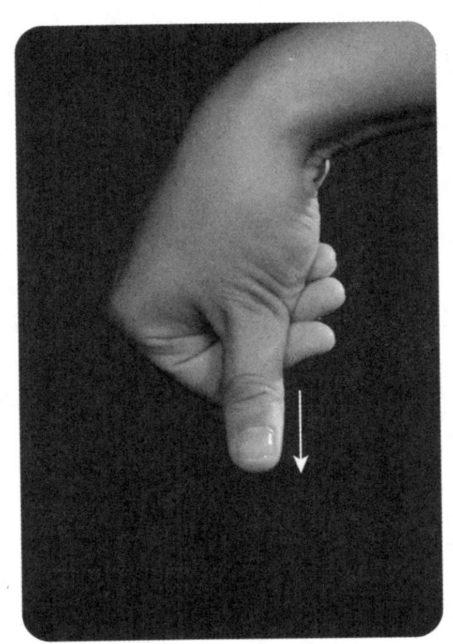

图3－1　指按法①

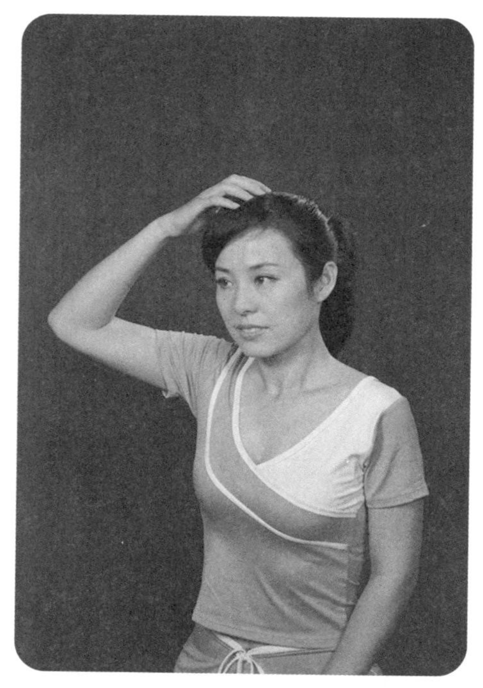

图 3－2 指按法②

【动作要领】

按法操作时着力部位要紧贴体表，不可移动，用力要由轻而重，不可用暴力猛然按压。

【作用】

有醒脑明目，开窍益聪之功效。

二、揉法

【操作】

◎指揉法：用手指罗纹面着力于一定的部位或穴位上，向下做轻柔缓和的揉动。（图3－3）

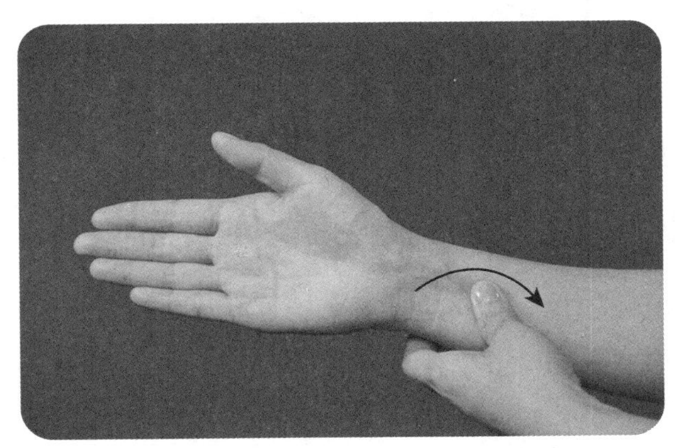

图3－3　指揉法

◎鱼际揉法：用大鱼际或小鱼际着力于一定部位或穴位上，做轻柔缓和的环旋揉动。（图3－4）

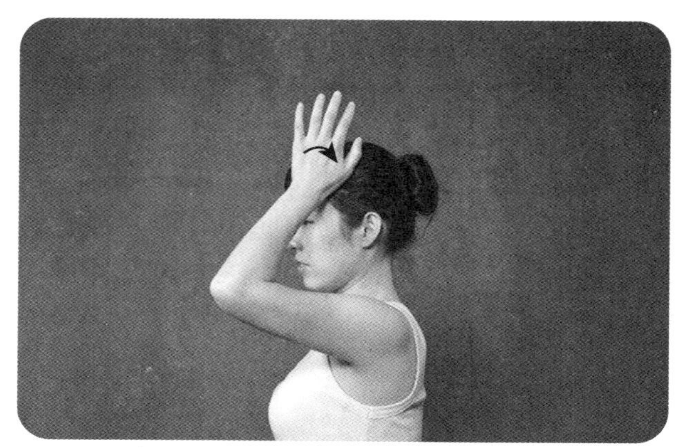

图 3－4 鱼际揉法

【动作要领】

操作时腕部放松，以肘部为支点，前臂做主动摆动，带动腕和掌指做轻柔缓和的环旋揉动，压力要均匀，动作要协调而有节律。揉动的幅度适中，不宜过大或过小。

【作用】

揉法是缓解肌肉痉挛、消除疲劳的重要手法，也可以缓解损伤部位的疼痛。

小贴士

在应用本法时要注意着力部位应吸附在

治疗部位上，且环旋揉动的幅度应适中，如果幅度过大或过小均会影响放松效果。

三、推法

【操作】

两手食、中二指置于前额部位，自前额正中线向两旁分推，称为分推法。（图 3－5、3－6）

【动作要领】

着力部位要紧贴皮肤，压力适中，做到轻而不浮，重而不滞。

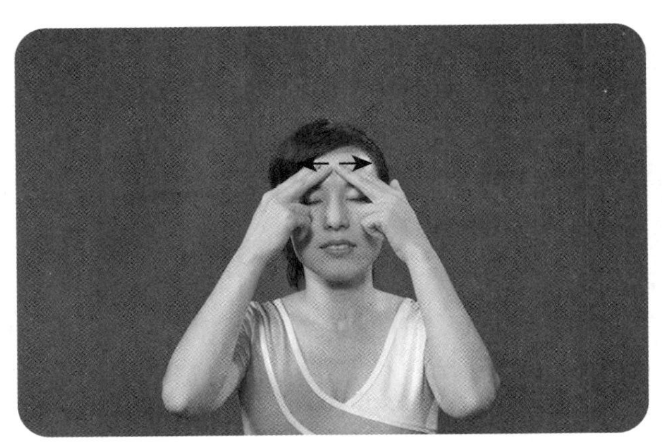

图 3－5　分推法①

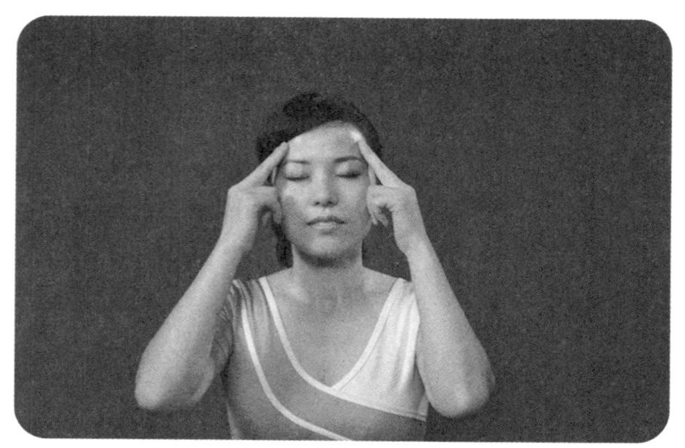

图3-6 分推法②

【作用】

本法可以疏通局部经络，开窍醒脑，用于治疗头晕、头痛、头胀等效果显著。

四、抹法

【操作】

食、中二指的罗纹面着力于治疗部位，以手指的近端带动远端，做上下或左右的单方向移动。本法多用于前额部。(图3-7)

【动作要领】

◎用力宜轻不宜重，宜缓不宜急。

◎用手指近端带动远端进行操作。

◎两手用力的力度及速度要对称。

【作用】

本法有镇静安神、提神醒脑的作用。作用于颜面又有保健、美容的作用。

小贴士

刺激温和而浅，仅达皮肤和皮下，不带动皮下深层组织。操作时不要用力按压局部。

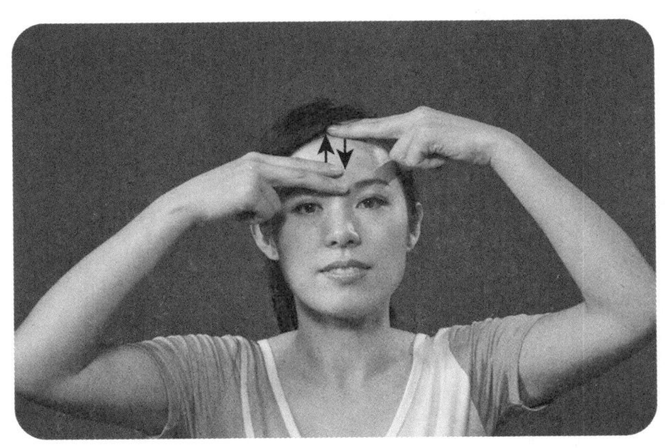

图 3－7　抹法

五、点法

【操作】

以指端着力，持续按压人体的穴位，即为点法，也称点穴。点穴时可以单用拇指点，也可食指或食、中指一起点按穴位。点法作用面积小。（图3－8、3－9）

【动作要领】

无论用拇指点还是用食、中指点，手指都应用力保持一定姿势，避免在点的过程中出现手指过伸或过屈，造成损伤。

【作用】

本法有通经活络、通行脏腑、调理气机的作用，多用于止痛、调理脏腑功能。

小贴士

在点穴时，局部会有酸、麻、胀、重等感觉。

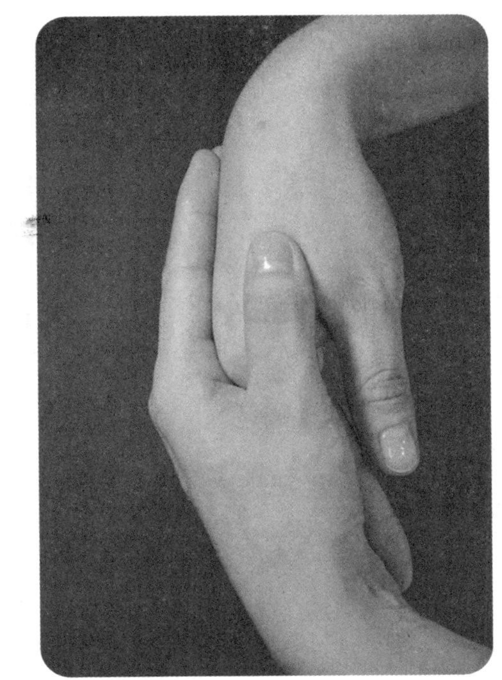

图 3－8　拇指点法

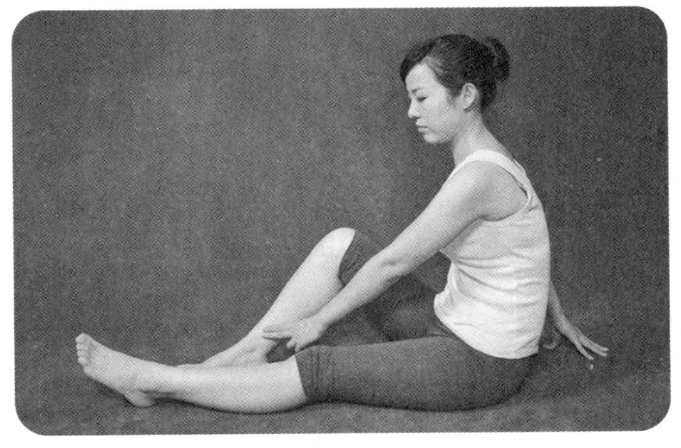

图 3－9　食、中二指点法

六、拿法

【操作】

用拇指与其余四指做相对用力，呈钳形，施以夹力，以掌指关节的屈伸运动所产生的力，有节律性地捏拿一定的部位和穴位，即捏而提起称为拿。（图 3－10、3－11）

【动作要领】

◎捏拿的方向要与肌腹垂直。

◎动作要有连贯性。

◎用劲要由轻而重，不可突然用力。

◎应以掌指关节运动为主捏拿肌腹，指间关节不动。

【作用】

本法可缓解肌肉痉挛，提高机体的兴奋性，消除疲劳，是保健时的常用手法。

小贴士

在施用拿法时，应注意指间关节不动，

若指间关节运动，易造成掐的感觉，从而影响放松效果。本法柔和，适用部位广，无论男女老幼、体质虚实均可应用。

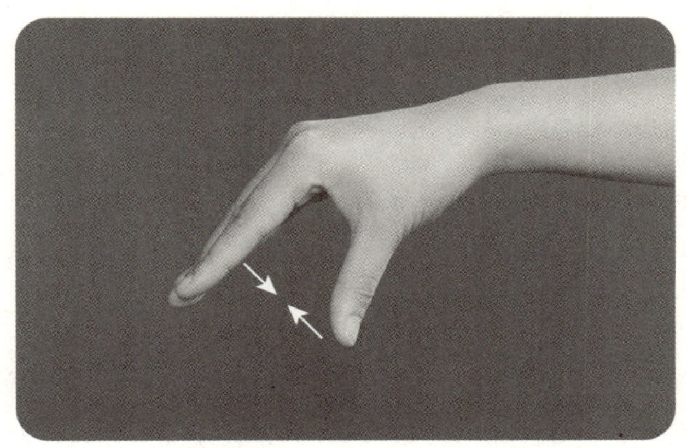

图 3－10　拿法①

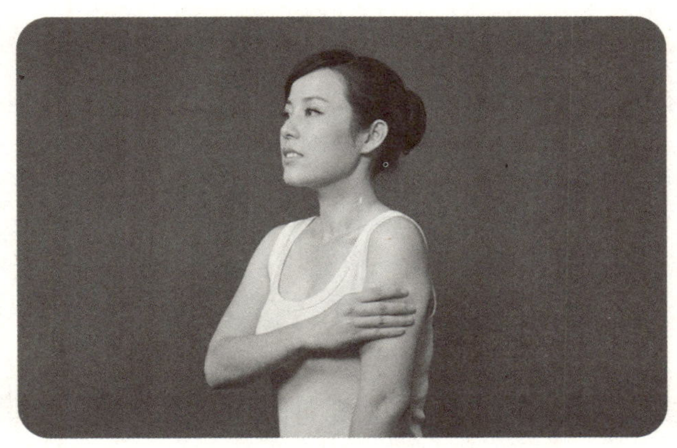

图 3－11　拿法②

七、击法

【操作】

◎拳击法：以拳面、掌背、拳底有弹性地击打体表，本法多用于背部、腰骶、下肢等部位。（图 3－12）

◎指尖击法：两手五指屈曲，以指尖着力，有弹性、有节律地击打头部。（图 3－13）

【动作要领】

◎无论哪种击法，腕关节都应放松并以肘关节的屈伸带动腕关节自由摆动，如此才能做到有弹性地击打。

◎操作时应有一定节律，使患者感到轻松舒适。

◎做指尖击法时，若两手交替击打，需击打在相近的部位，并缓慢移动。

【作用】

拳击法通过振动缓解肌肉痉挛，消除肌肉疲劳。指尖击法可开窍醒脑，改善头皮血液循环。

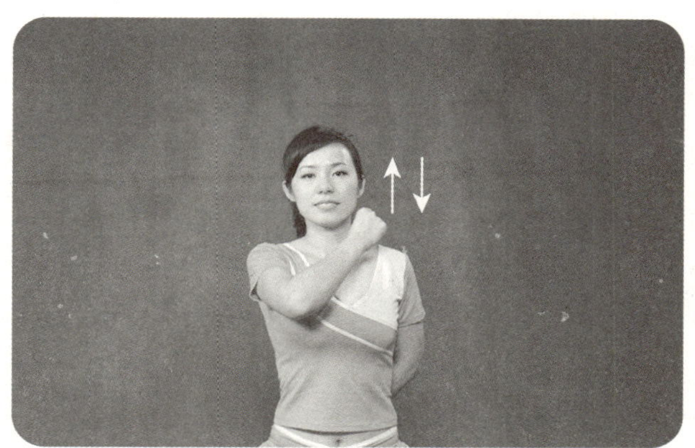

图 3－12　拳击法

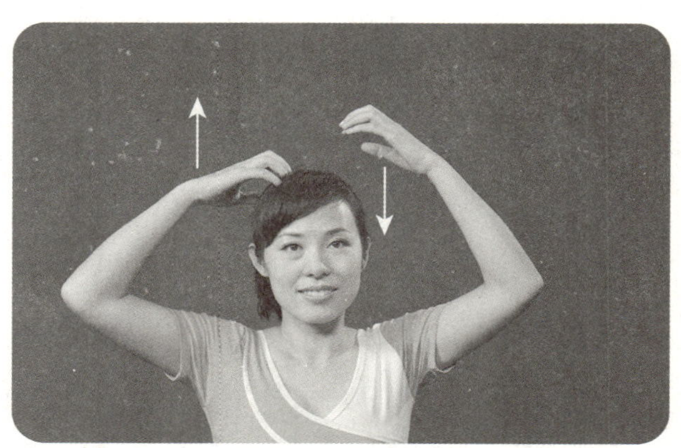

图 3－13　指尖击法

八、梳头栉发

【操作】

用单手或双手的手指屈曲，从前至后做梳头动作，称为梳头栉发。（图3－14、3－15）

【动作要领】

从前至后，做轻快的梳理动作。

【作用】

可镇静安神，用于治疗失眠、头痛、眩晕，也是保健常用手法。本法多用于头部两侧。

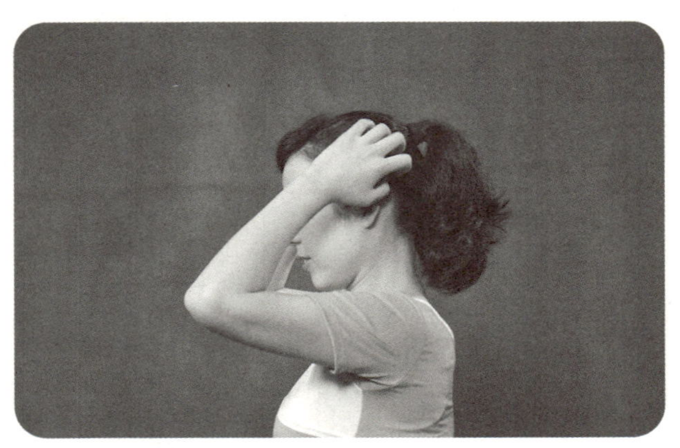

图3－14　梳头栉发①

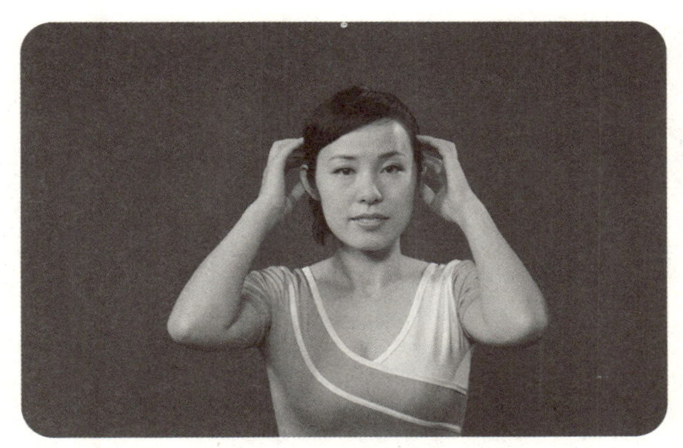

图 3－15　梳头栉发②

九、扫散法

【操作】

手指屈曲置于头部的两侧，做前后方向往返的快速滑动。（图 3－16）

【动作要领】

力量宜轻不宜重，力量达到皮下即可，使患者有轻松、舒畅的感觉。

【作用】

本法具有调理少阳经气的作用，常用于治疗偏头痛，也可帮助缓解眼疲劳。此法用于头的两侧。

小贴士

操作时做前后方向的快速滑动，会有轻松、舒畅的感觉。

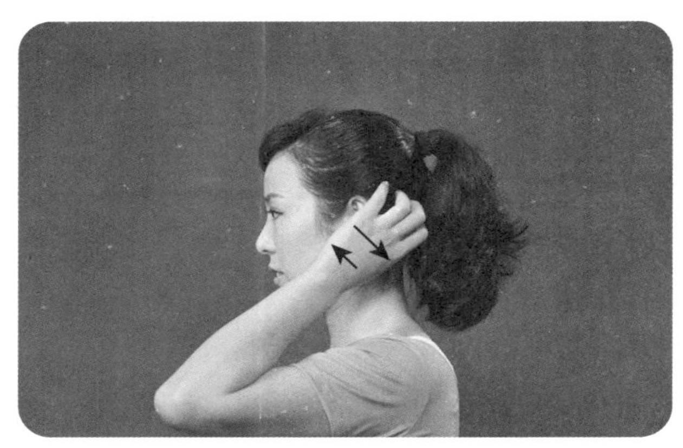

图 3－16　扫散法

十、摩掌熨目

【操作】

两手掌相互摩擦，搓热后将两手掌心放置在两眼上，使眼部有温热舒适感。（图 3－17、3－18）

【动作要领】

◎两手要搓热。

◎要以掌心放置在两眼部位。手不应触及患者的鼻子。

【作用】

具有缓解疲劳、安神定志的作用，用于治疗眼部疾病、失眠等症，也是保健常用手法。

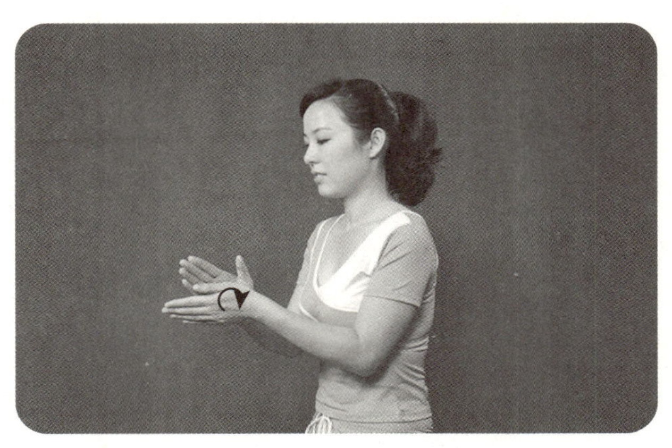

图 3－17　摩掌熨目①

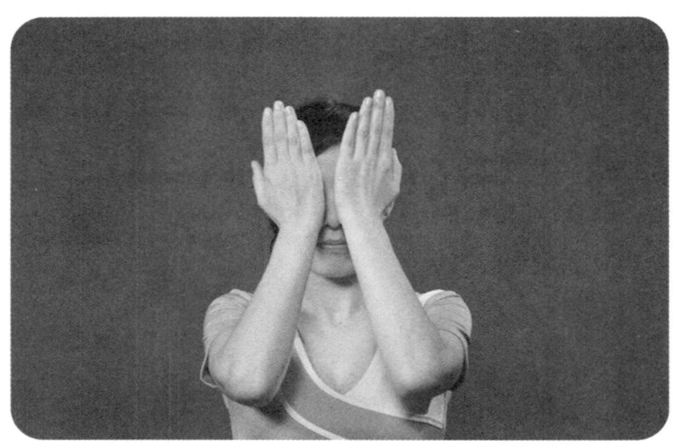

图 3－18　摩掌熨目②

第四章　穴位定位和常用穴位

第一节　腧穴的定位方法

腧穴的定位方法可分为骨度分寸法、人体体表标志法、手指比量法和简易取穴法。

一、骨度分寸法

即以骨骼为主要标志测量周身各部位的大小、长短，并依据其尺寸按比例作为定穴的标准。(图 4－1 至图 4－3)

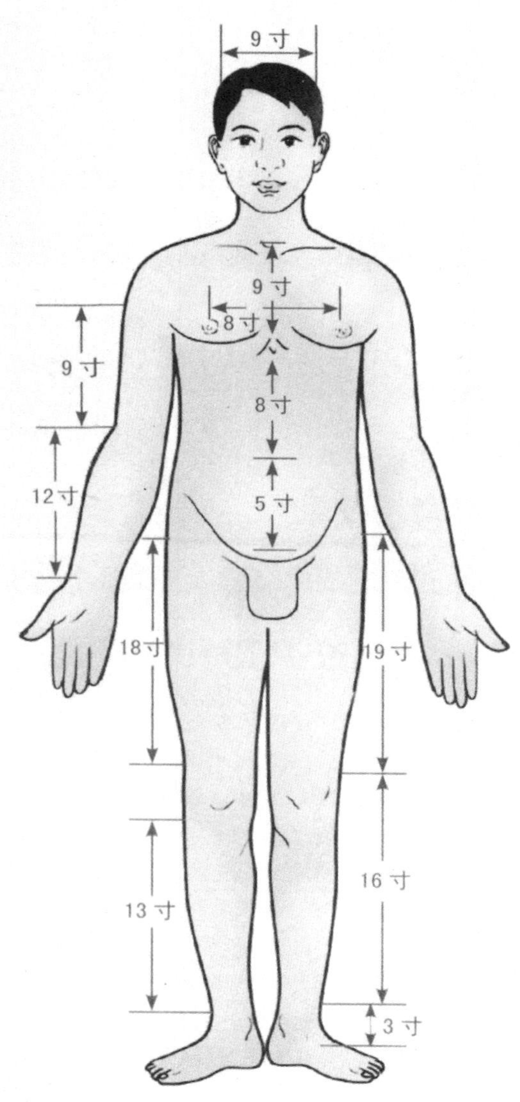

图 4－1　全身正面

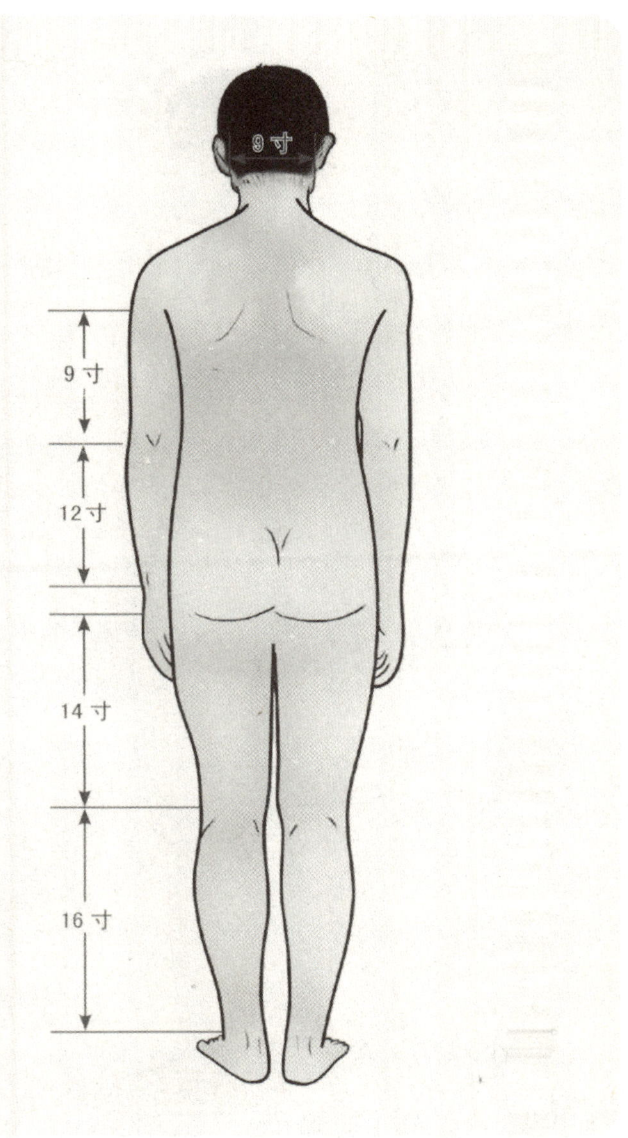

图4－2　全身背面

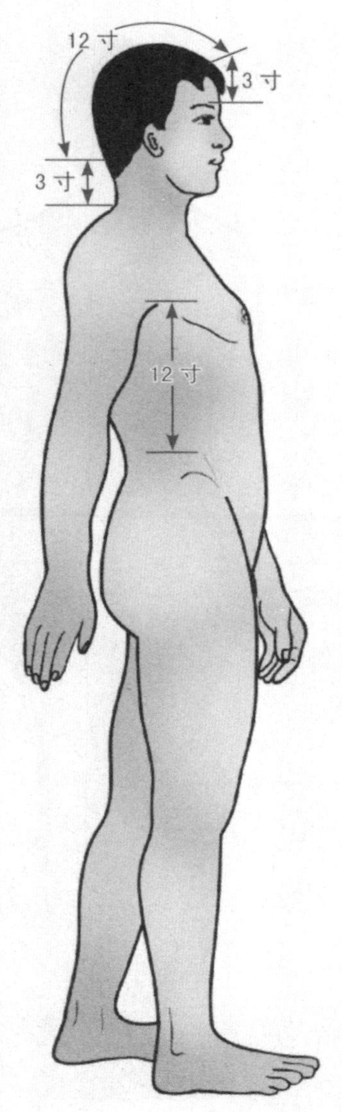

图 4-3 全身侧面

表 4－1　常用骨度分寸表

部位起点	部位	常用骨度
前发际至后发际	头部	12 寸
胸骨上缘至胸剑联合	胸腹部	9 寸
胸剑联合至脐中	胸腹部	8 寸
脐中至耻骨联合上缘	胸腹部	5 寸
两乳头之间	胸腹部	8 寸
腋以下至 11 肋端	侧胸部	12 寸
腋前纹头至肘横纹	上肢部	9 寸
肘横纹至腕横纹	上肢部	12 寸
耻骨联合上缘至股骨内髁上缘	下肢部	18 寸
胫骨内髁下缘至内踝尖	下肢部	13 寸
股骨大转子至髌骨下缘	下肢部	19 寸
臀横纹至腘横纹	下肢部	14 寸
髌骨下缘至外踝尖	下肢部	16 寸
外踝尖至足底	下肢部	3 寸
两肩胛骨脊柱缘之间	背部	6 寸

二、体表标志法

根据体表上的自然标志而定取穴位，可分为固定标志和活动标志。

1. 固定标志

利用五官、爪甲、乳头、脐、毛发、骨节凸起和凹陷、肌肉隆起等作为取穴标志。如两乳连线中点为膻中。

2. 活动标志

利用关节、肌肉、皮肤随活动而出现的孔隙、凹陷、皱纹等作为取穴标志，如曲池位于屈肘时肘横纹外侧。

三、手指比量法

也称“同身寸取穴法”。有以下 3 种方法。

1. 中指同身寸法

以中指屈曲时，取其中节内侧上、下两横纹之间的距离作为 1 寸，主要用于四肢部取穴

的直寸。(图 4－4)

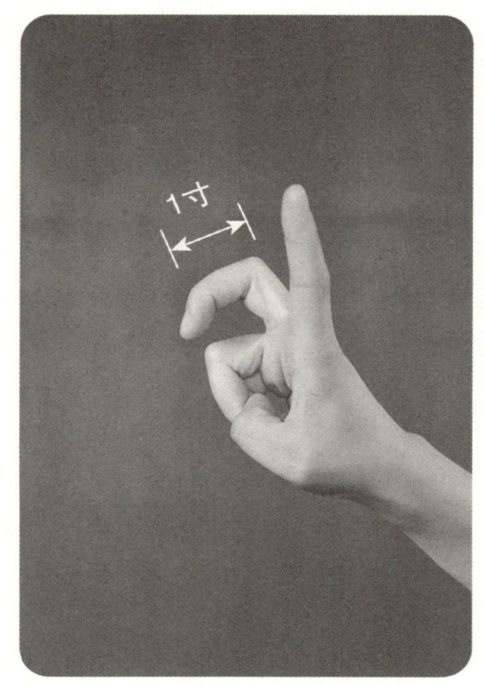

图 4－4　中指同身寸

2. 拇指同身寸法

以拇指指间关节的宽度作为 1 寸，主要用于四肢部取穴的横寸。(图 4－5)

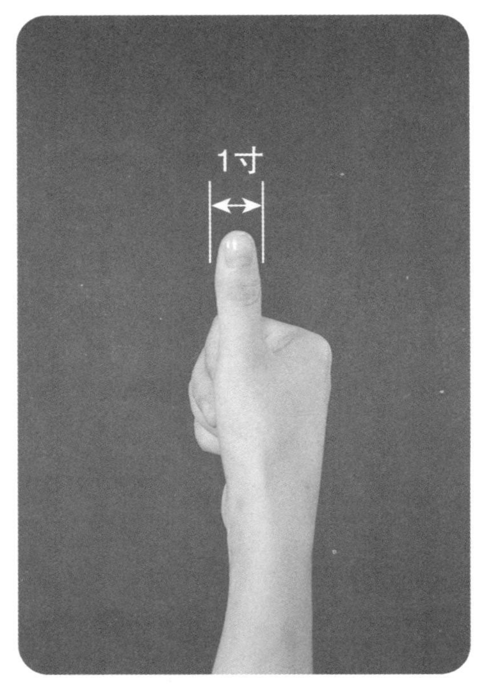

图 4－5　拇指同身寸

3. 横指同身寸法

食指、中指、无名指和小指并拢，以中指中节横纹处为准，四指之宽度为 3 寸，主要用于下肢、腹部取穴的直寸和背部取穴的横寸。（图 4－6）

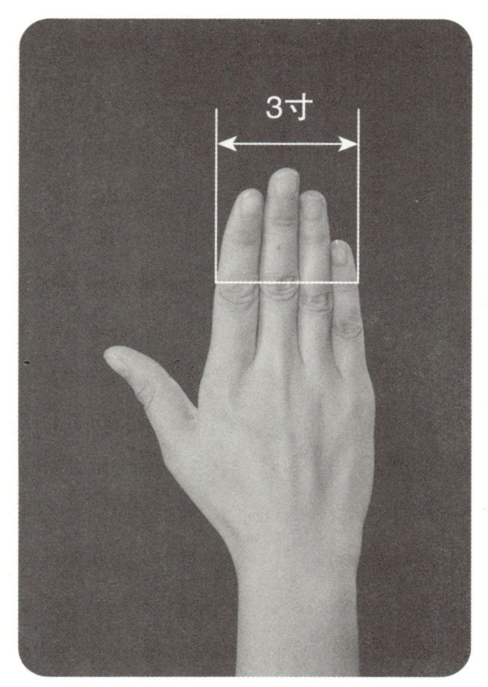

图 4－6　横指同身寸

第二节　常用穴位

1. 百会

【定位】

在头顶，两耳尖连线的中点处。(图4－7)

【主治】

头晕、头痛、头重脚轻、失眠、健忘、头项强痛、癫狂病、痔疮、久泻。

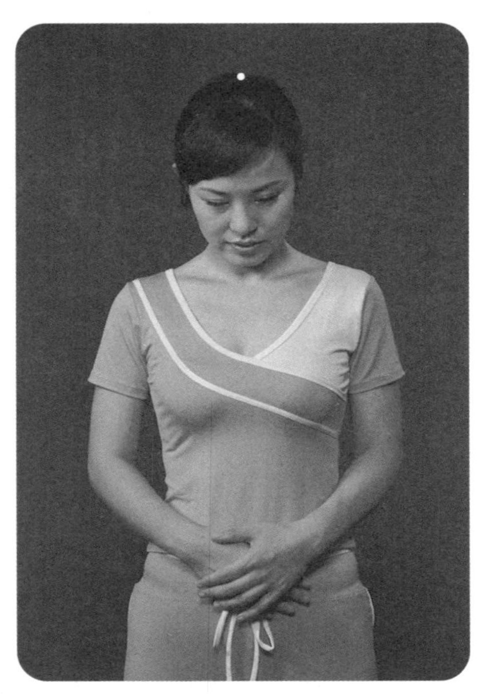

图 4－7　百会

小贴士

百会穴，是经络会聚之处。经常梳头刺

激该穴位，有激发元气、外导经络、疏理气血之功效，对降低血压、乌润头发、防止大脑老化都有好处。

2. 印堂

【定位】

在额部，两眉头之中间。（图 4－8）

【主治】

头痛、头晕、失眠、目赤肿痛、鼻炎、呕吐、小儿惊风、面神经麻痹、高血压。

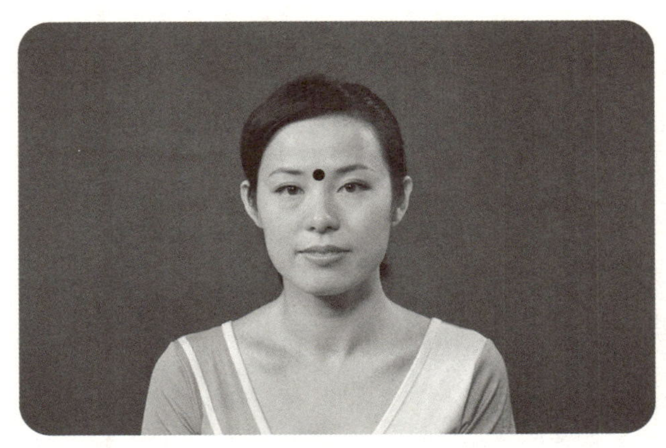

图 4－8　印堂

小贴士

头痛头晕或感觉头昏不清醒时，可以用食指和拇指挤捏印堂穴，使局部有轻微酸痛感即可。太用力捏挤的话可能会造成此处青紫，所以要注意力度。

3. 神庭

【定位】

在头部，前发际正中直上 0.5 寸。（图 4－9）

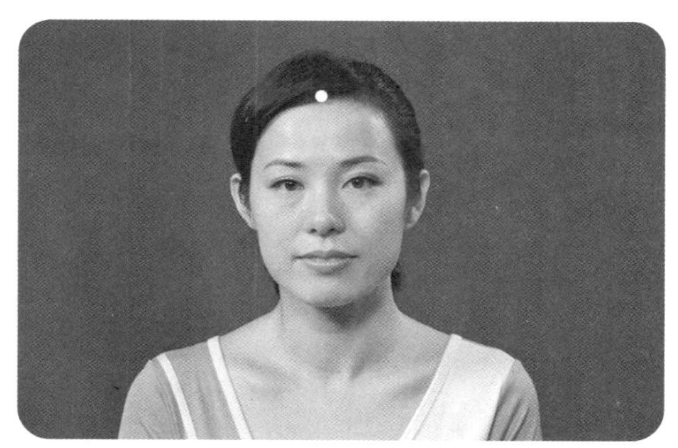

图 4－9 神庭

【主治】

头痛、头晕、失眠、癫痫、鼻炎、目痛。

4. 风池

【定位】

在项部，枕骨之下，胸锁乳突肌与斜方肌上端之间的凹陷处。（图 4－10）

【主治】

头痛、头晕、失眠、中风、癫痫、目赤肿痛、视物不明、鼻塞、耳鸣、咽喉肿痛、感冒、颈项强痛。

小贴士

感冒或感觉脖子僵硬时，可以用两手的拇指同时点揉两侧风池穴，点揉至有明显的酸胀感，可以缓解头痛症状。点揉时可向前上方用力，朝向鼻尖方向。

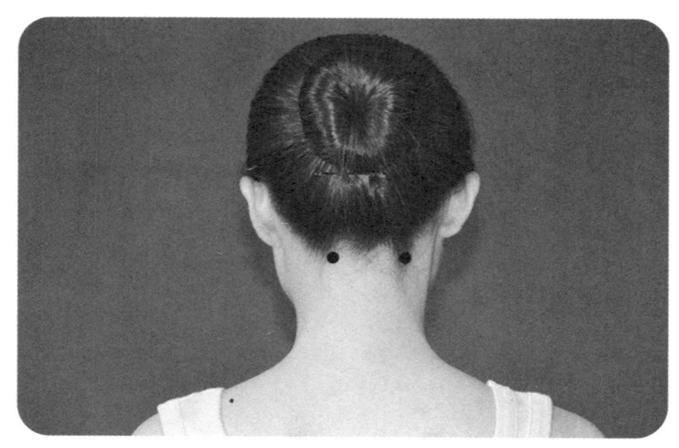

图 4－10　风池

5．风府

【定位】

在项部，后发际正中直上 1 寸，枕外隆凸直下，两侧斜方肌之间凹陷中。（图 4－11）

【主治】

头痛、头晕、颈项强痛、中风不语、半身不遂、癫狂、目痛、咽喉肿痛。

小贴士

按摩风府时，头略低，右手拇指按摩，

大拇指可稍微用点劲，按完后头脑清醒，不再有昏昏沉沉的感觉。

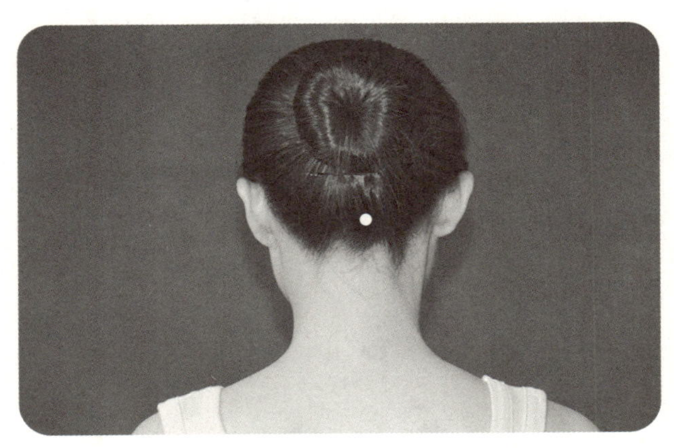

图 4－11　风府

6. 天柱

【定位】

在项部，斜方肌外缘之后发际凹陷中，约后发际正中旁开 1.3 寸。（图 4－12）

【主治】

头痛、头晕、头项强痛、肩背痛、目赤肿痛、目视不明、鼻塞。

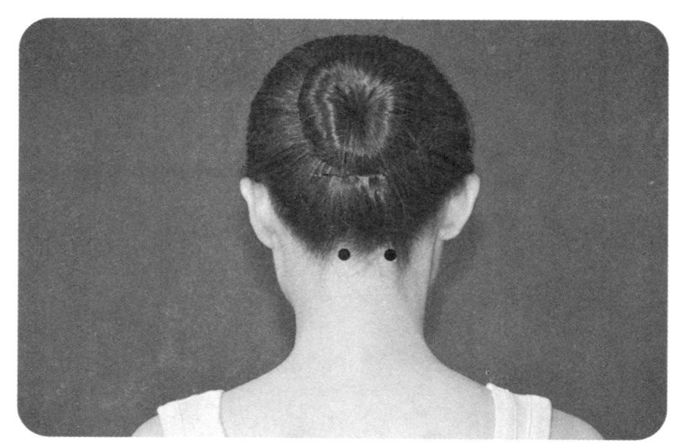

图 4－12　天柱

7. 太阳

【定位】

在颞部，眉梢与目外眦之间，向后约一横指的凹陷处。（图 4－13）

【主治】

头痛、眼睛疲劳、牙痛、面痛。

小贴士

长时间用脑后，太阳穴会出现重压或胀痛的感觉，此时按摩该穴位效果会非常显著，能够解除疲劳、振奋精神、止痛醒脑。

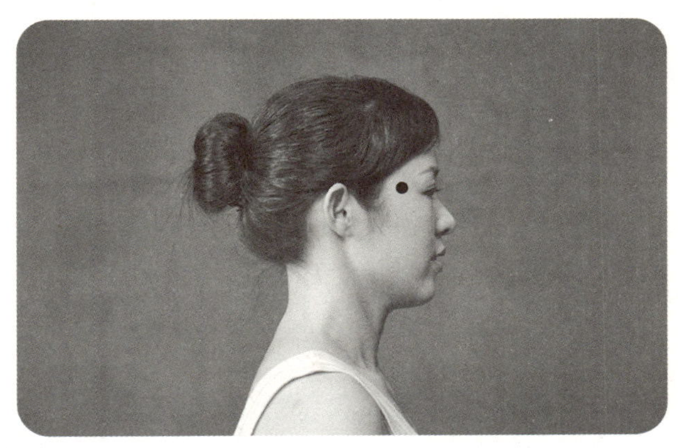

图 4－13　太阳

8. 颔厌、悬颅、悬厘、曲鬓、率谷

【定位】

颔厌：在头部鬓发上，头维与曲鬓弧形线的上 1/4 与下 3/4 的交点处。

悬颅：在头部鬓发上，头维与曲鬓弧形线的中点处。

悬厘：在头部鬓发上，头维与曲鬓弧形线的上 3/4 与下 1/4 的交点处。

曲鬓：在头部，当耳前鬓角发际后缘的

垂线与耳尖水平线交点处。

率谷：在头部，当耳尖直上入发际 1.5 寸，角孙直上方。（图 4－14）

【主治】

偏头痛、头晕、目赤肿痛、牙痛、耳鸣、颌颊肿痛。

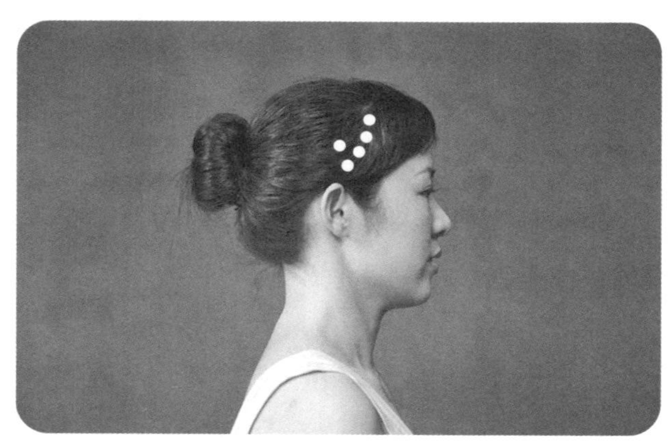

图 4－14　颔厌、悬颅、悬厘、曲鬓、率谷

9. 迎香

【定位】

在鼻翼外缘中点旁，鼻唇沟中。（图 4－15）

【主治】

鼻塞不通、鼻流清涕、口眼歪斜、面痒。

小贴士

平日经常按摩迎香穴，可预防感冒。

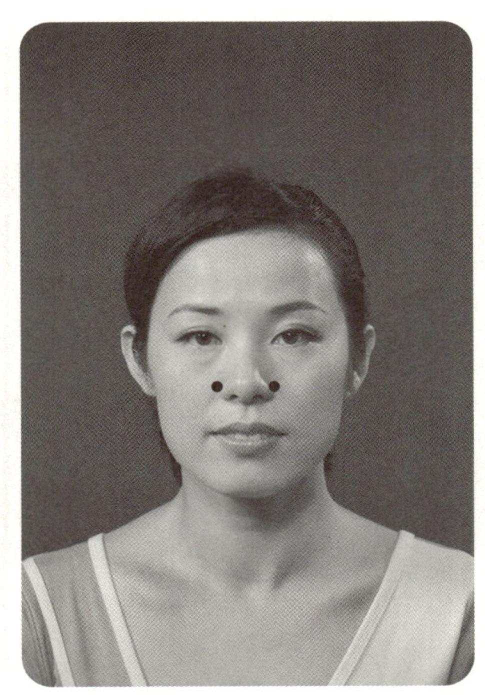

图 4－15　迎香

10. 外关

【定位】

在前臂背侧，阳池与肘尖的连线上，腕背横纹上 2 寸，尺骨与桡骨之间。（图 4－16）

【主治】

热病、头痛、目赤肿痛、耳鸣、耳聋、胸胁疼痛、上肢痿痹。

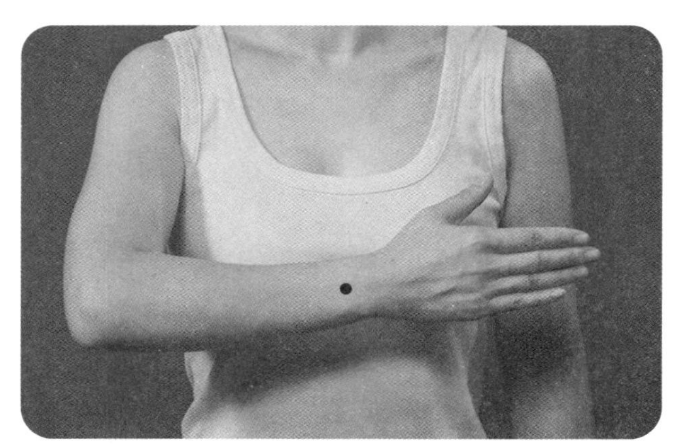

图 4－16　外关

11. 合谷

【定位】

在手背，第 1、2 掌骨间，第 2 掌骨桡侧

的中点处。（图 4－17）

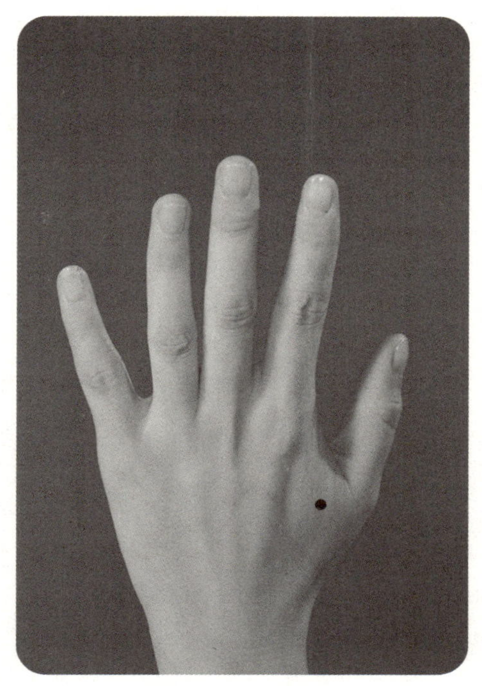

图 4－17　合谷

简便取法：将一手的拇指横纹搭在另一手的虎口上，将拇指屈曲，指尖所在处即是。（图 4－18）

【主治】

头痛、牙痛、目赤肿痛、咽喉肿痛、耳

聋、痄腮、口眼歪斜、热病、无汗、多汗、腹痛、便秘、月经不调、上肢疼痛。

小贴士

按压合谷穴时手呈半握拳状，按压方向可沿掌骨缘并偏向手臂侧。孕妇不宜按压此穴。

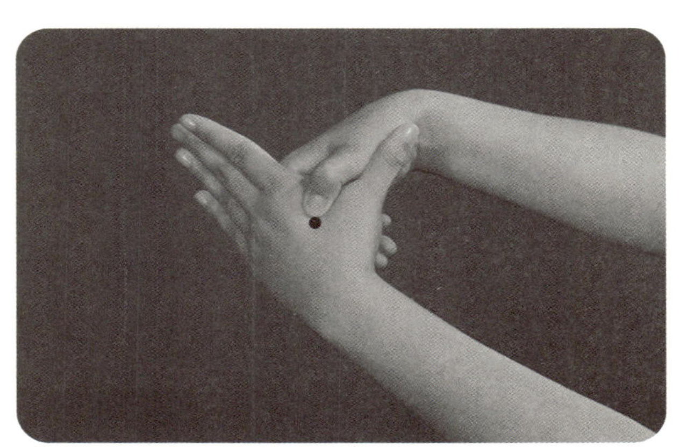

图 4－18　简便取合谷

12. 绝骨

【定位】

在小腿外侧，外踝尖上 3 寸，腓骨前缘。

（图 4－19）

【主治】

颈项强痛、偏头痛、咽喉肿痛、胸胁胀痛、痔疮、便秘、下肢痿痹。

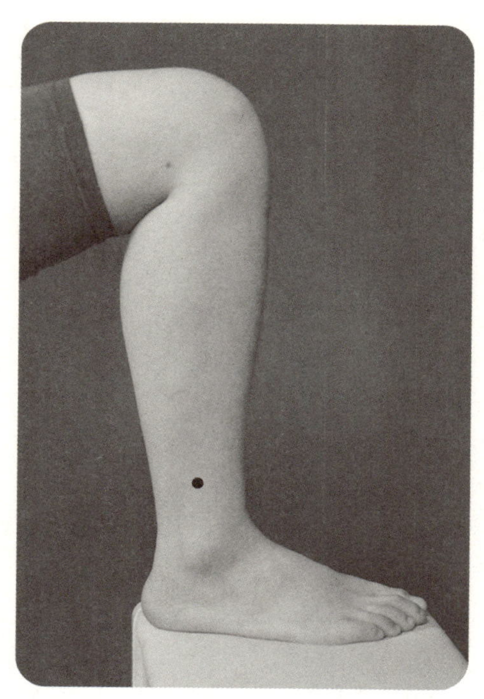

图 4－19　绝骨

第五章　按摩方法

一、准备动作

取坐位，含胸拔背，双手自然放于膝盖上，双目平视前方，气息调和，全身放松，静坐1～2分钟。（图5－1）

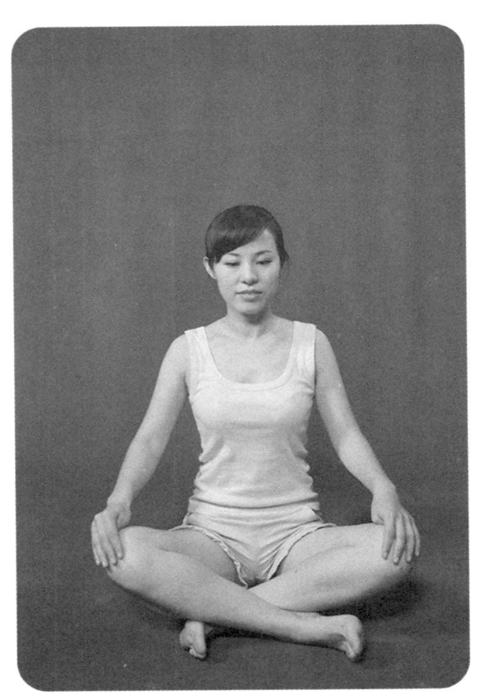

图5－1　准备动作

二、拿揉颈项部

用拇指与食指或其余四指相对，捏住颈后近发际处肌肉，手法采用一紧一松、一上一下的拿揉法，以颈部感酸胀为度，左右手可以交替进行，也可以运用项部挤按法。本法能改善脑部血液循环，增加脑组织血液供应。（图 5－2、5－3）

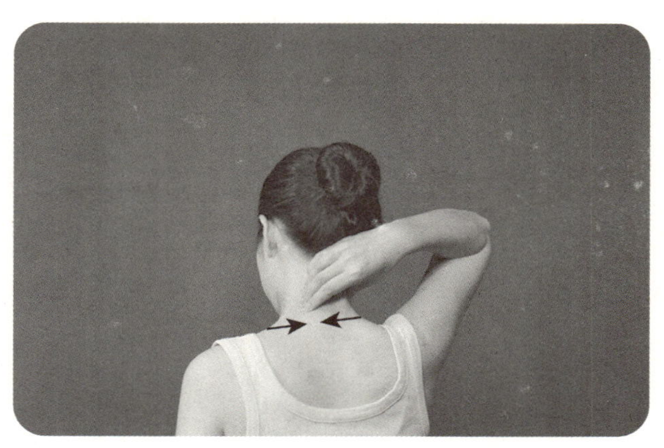

图 5－2　拿揉颈项部

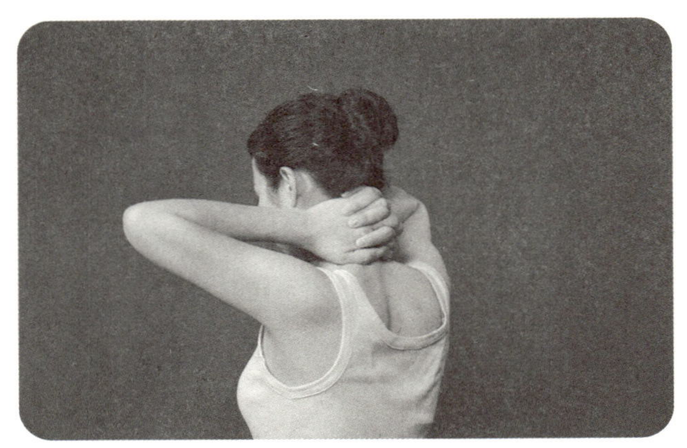

图 5－3　挤按项部

三、开天门

两手食、中二指自印堂至神庭做抹法，其余手指微握拳，自下而上，交替进行 0.5～1 分钟。用力宜轻不宜重，宜缓不宜急，两手用力力度及速度要对称。本法有镇静安神、提神醒脑的作用。（图 5－4、5－5）

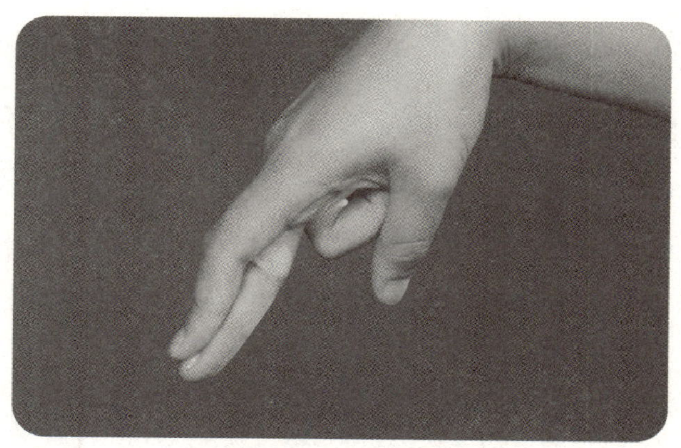

图 5－4　开天门①

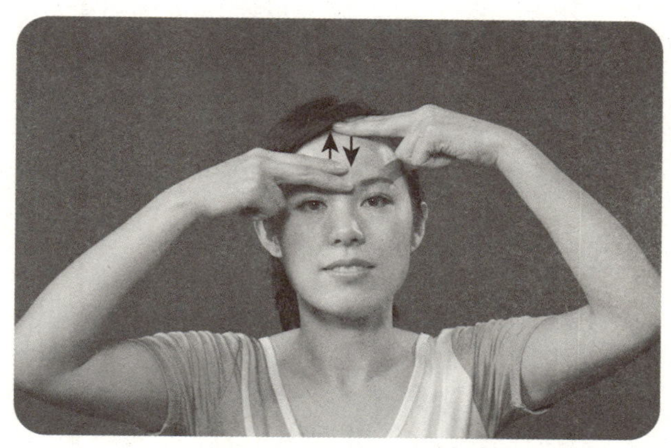

图 5－5　开天门②

四、分推前额

将两手食指屈曲，拇指按在太阳穴上，以食指内侧屈曲面，由正中印堂穴沿眉毛向两侧分推 0.5～1 分钟，双目自然闭合。本法

古代称“分阴阳”法。推后感觉头清目爽，具有清除头晕目眩，减轻头痛之功效。（图5－6至图5－8）

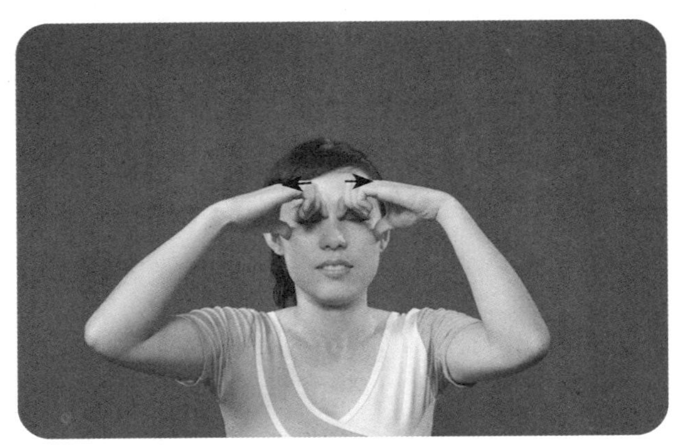

图5－6　分推前额①

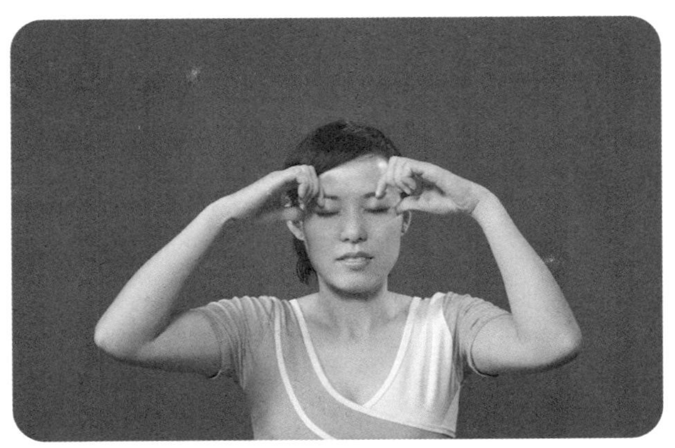

图5－7　分推前额②

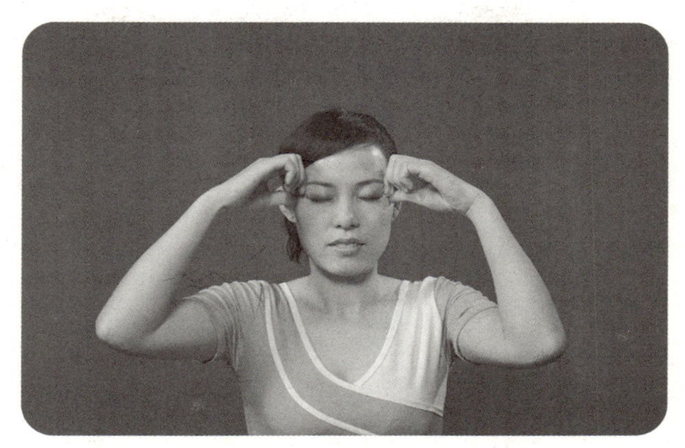

图 5－8　分推前额③

五、点按头部

五指分开微屈，指端着力，从前额发际到头顶再到枕后部点按，每一着力部位点按 2 秒钟，然后双手点按头两侧部位，往返各 3 次。然后两手同时点按距督脉 1cm、3cm、5cm 处的侧线及枕后部。每条线点按 3～5 遍。点按时局部有酸胀舒适之感，具有清脑宁神之功效。（图 5－9 至图 5－12）

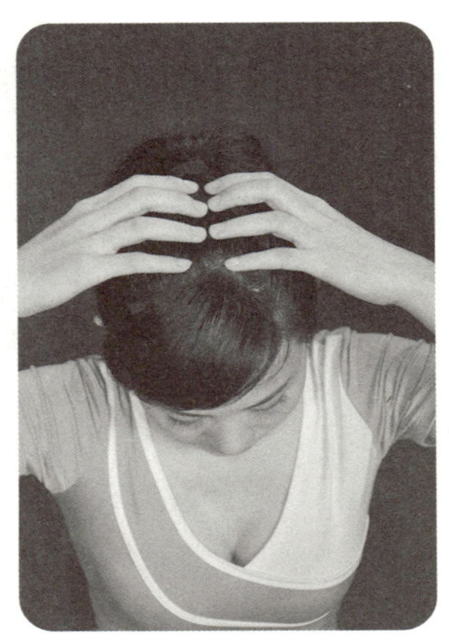

图 5－9　点按头部（距督脉 1cm）

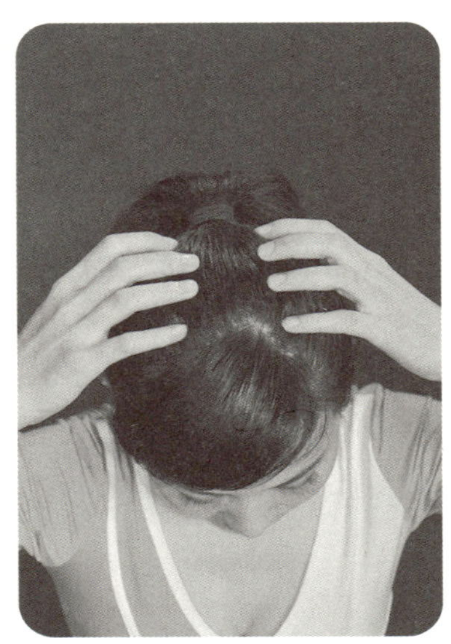

图 5－10　点按头部（距督脉 3cm）

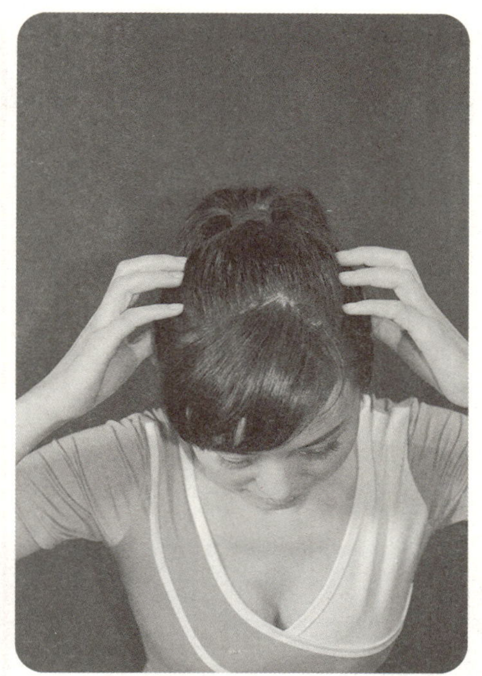

图 5－11　点按头部（距督脉 5cm）

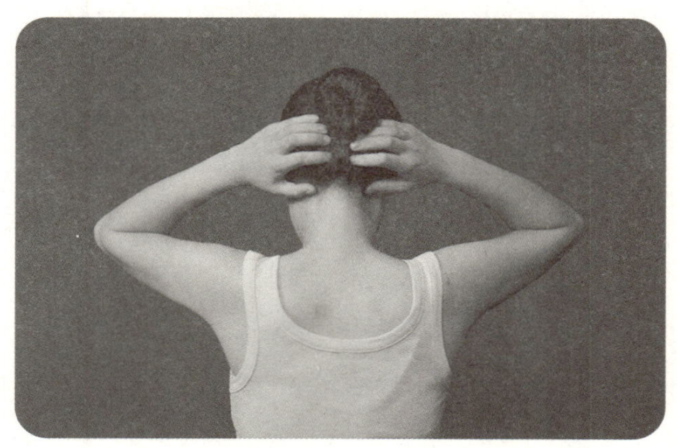

图 5－12　点按枕后部

六、点揉少阳五穴

用点揉法分别点揉颔厌、悬颅、悬厘、曲鬓、率谷五穴。在点揉每一个穴位时，均应使局部产生酸胀感，时间大约0.5~1分钟，点揉的力量应由轻至重。点揉此五穴对于偏头痛有特殊的疗效。（图5－13至图5－17）

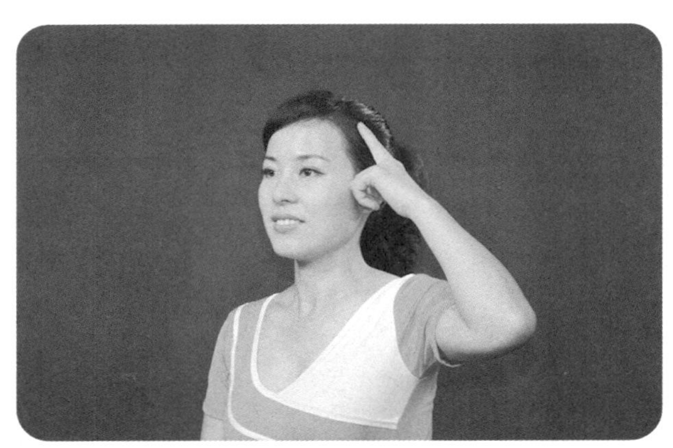

图5－13 点揉颔厌

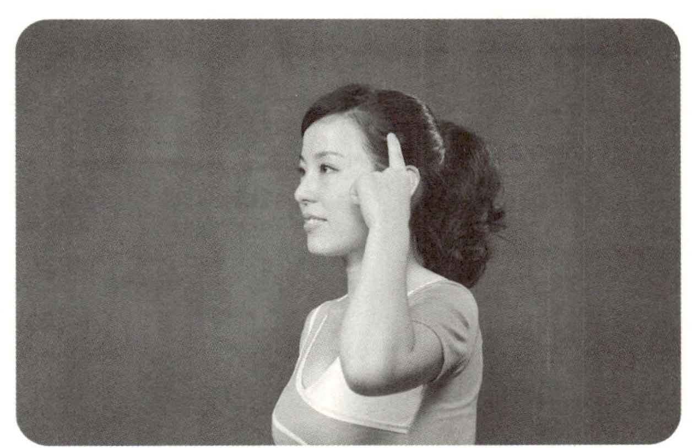

图 5－14　点揉悬颅

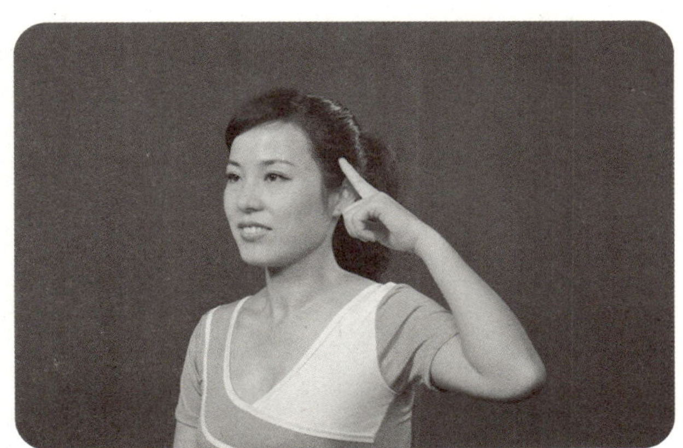

图 5－15　点揉悬厘

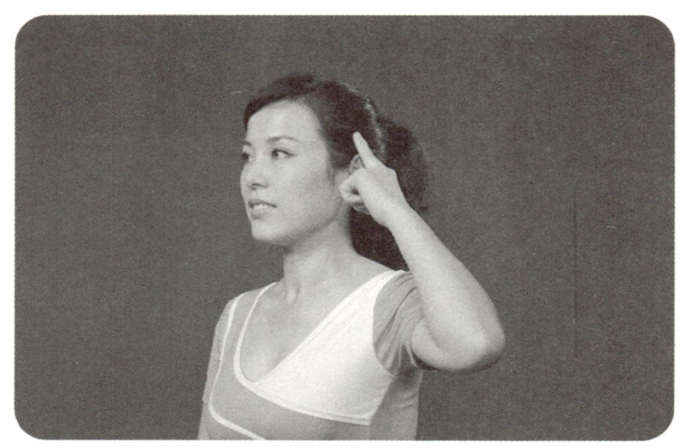

图 5－16 点揉率谷

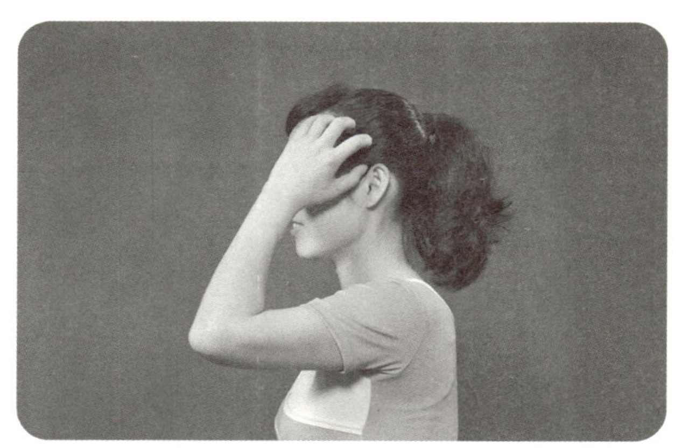

图 5－17 点揉少阳五穴

七、按揉枕后穴位

将两手拇指指腹分别按在同侧风池、天柱穴，以单手拇指按压中间的风府穴，其余四指附在头部侧方，适当用力按揉 0.5～1 分钟。经常按揉上述穴位，具有清利头目、缓解各型头痛之效。（图 5－18 至图 5－20）

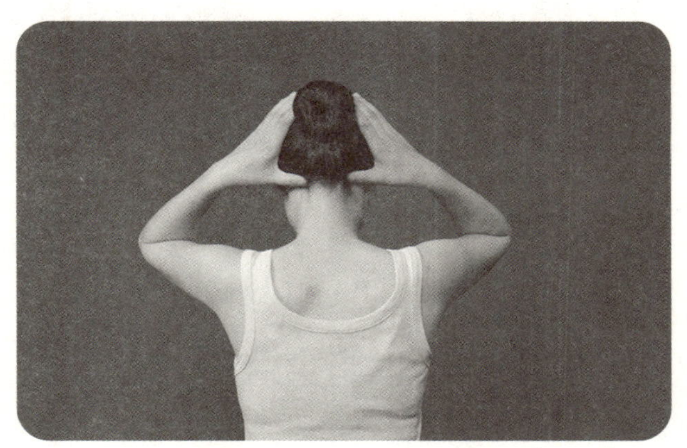

图 5－18　按揉风池

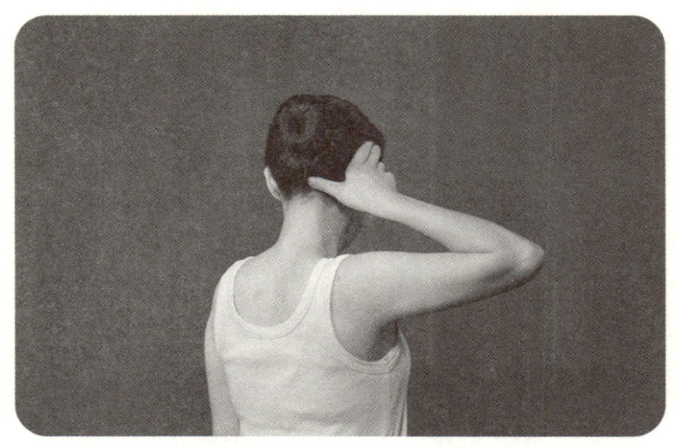

图 5－19　按揉风府

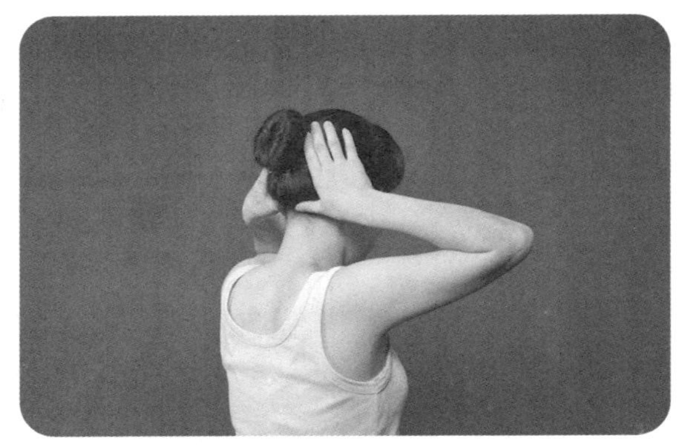

图 5－20　按揉天柱

八、叩击头部

两手五指屈曲，以指尖着力，有弹性、有节律地击打头顶。操作时两手交替击打，击打在相近的部位，并缓慢移动。(图 5－21、5－22)

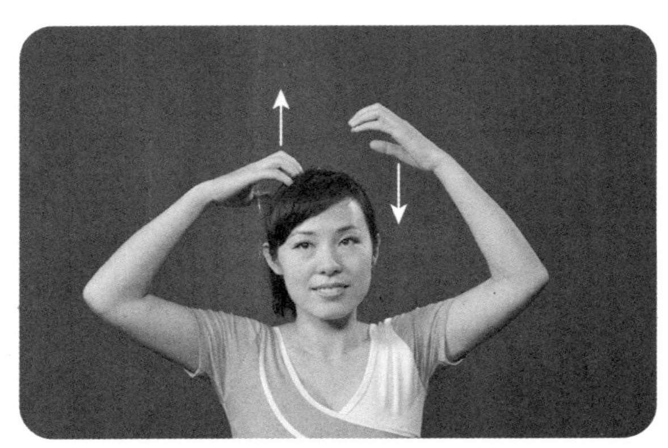

图 5－21　叩击头部①

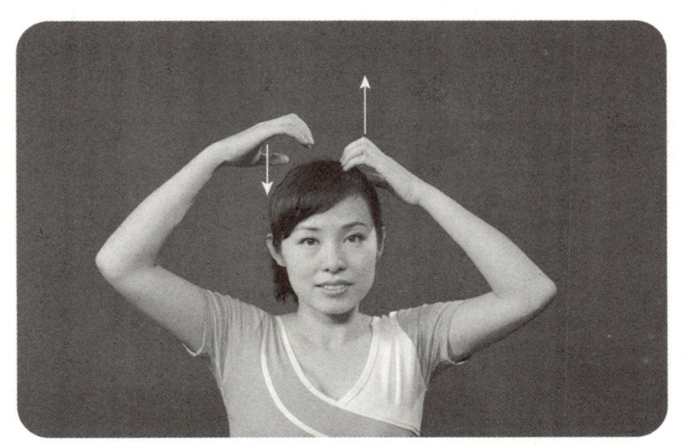

图 5－22　叩击头部②

九、鸣天鼓

两掌按于两耳，双手掌按住不动，两手拇指贴在后枕部风池穴上，以中指上抬压在食指上，中指从食指上向下滑动，有如击鼓声，反复滑动 10～20 次。有提神醒脑、定眩聪耳之功效。（图 5－23、5－24）

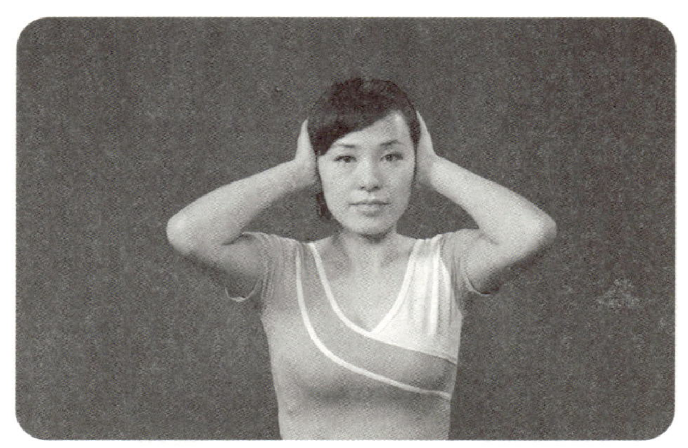

图 5－23　鸣天鼓①

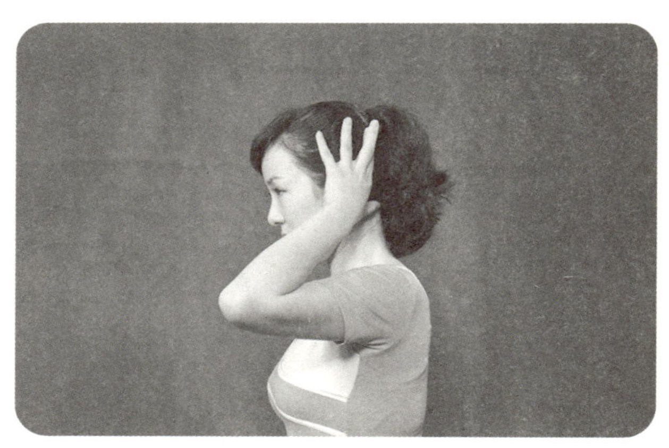

图 5－24　鸣天鼓②

十、扫散头侧

手指屈曲置于头部的两侧，做前后方向往返的快速滑动。力量宜轻不宜重。（图 5－

25、5－26）

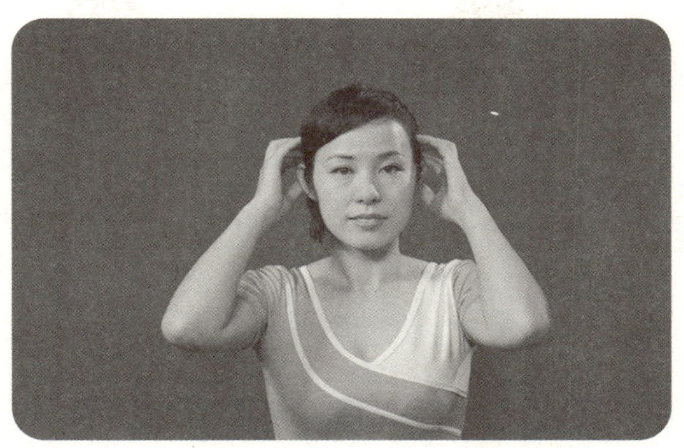

图 5－25　扫散头侧①

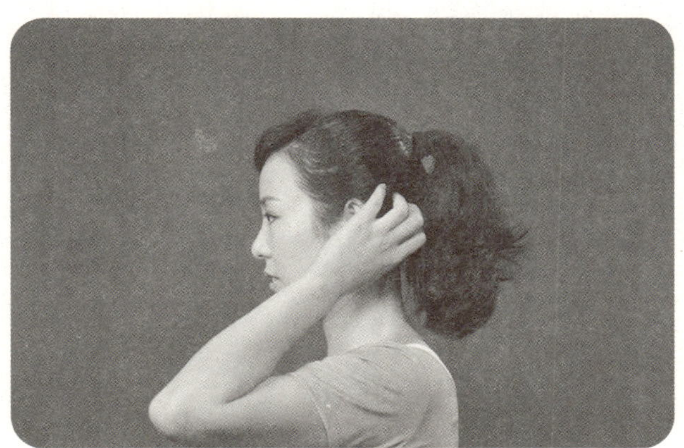

图 5－26　扫散头侧②

十一、梳头栉发

双手呈爪状，放在同侧眉部上方，适当用力从前额梳推至头后部，连续做 10～15 次。亦可用木梳代手指操作。一般以局部感到温热舒适，不使头皮有痛感为度。本法具有镇静安神的作用。（图 5－27、5－28）

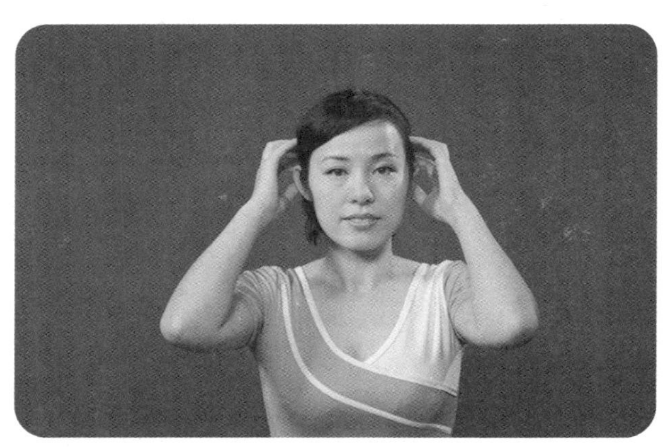

图 5－27　梳头栉发①

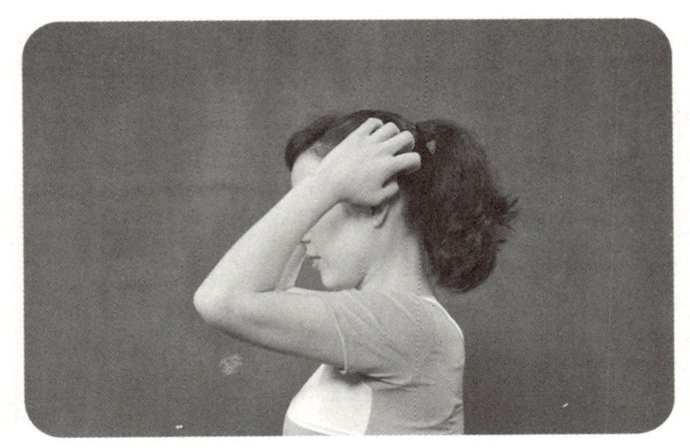

图 5－28　梳头栉发②

十二、摩掌熨面

将双手搓热，分别放在同侧面部，轻轻摩揉面部，反复操作 5～10 次。同时可以配合点按迎香穴，以促进面部血液运行，提高防病能力。（图 5－29 至图 5－31）

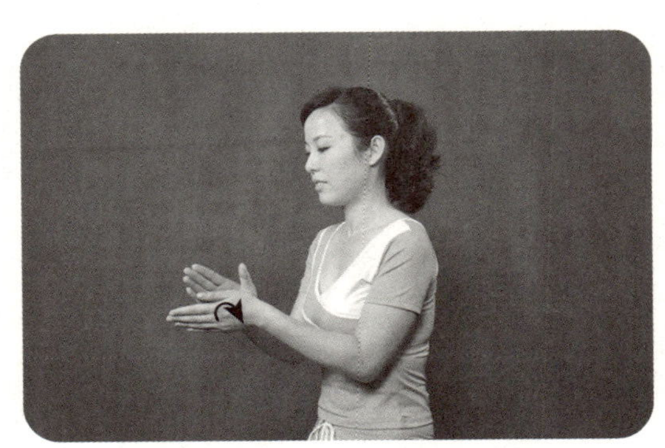

图 5－29　摩掌熨面①

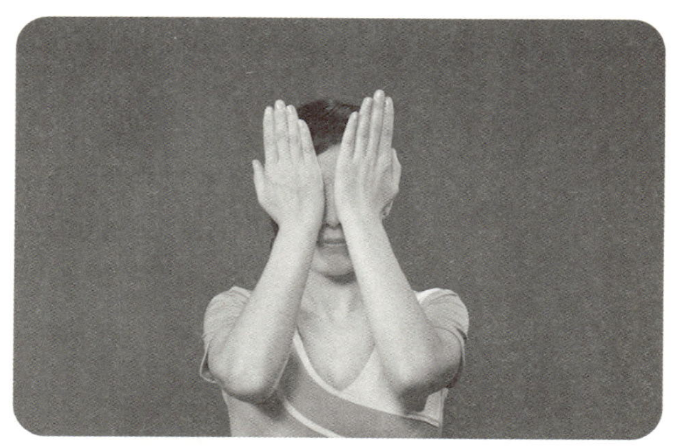

图 5－30　摩掌熨面②

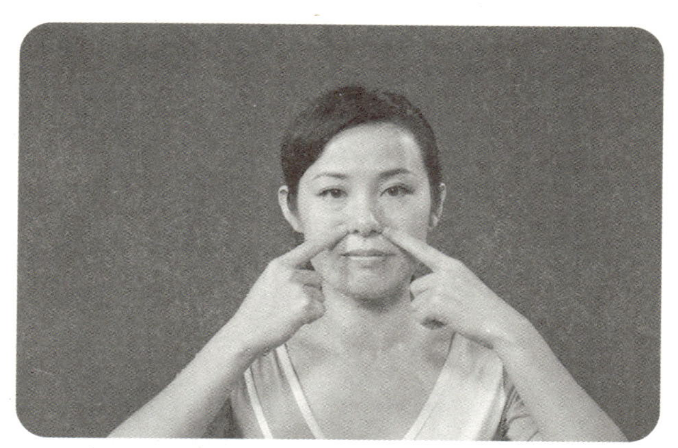

图 5－31　点按迎香

十三、远端配穴

无论哪种类型的头痛，都可以搭配 1～2 个远端穴位，如外关、合谷、绝骨，可以施以点揉、点按的手法给予刺激，使得穴位局部产生较强的酸胀感。主要的目的在于引气下行，防止气聚于上，出现头晕头痛等症。（图 5－32 至图 5－34）

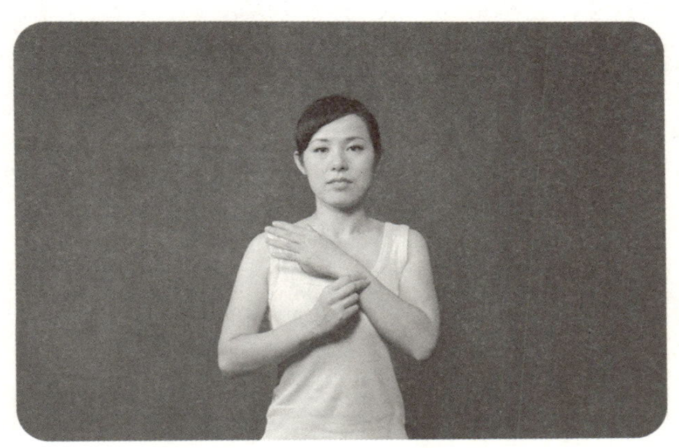

图 5－32　点揉外关

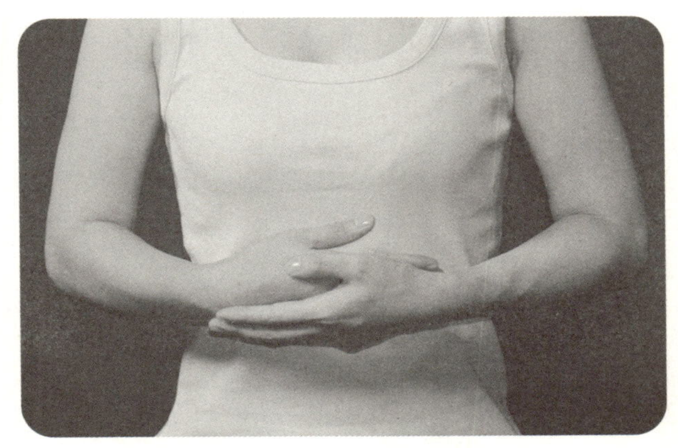

图 5－33　点揉合谷

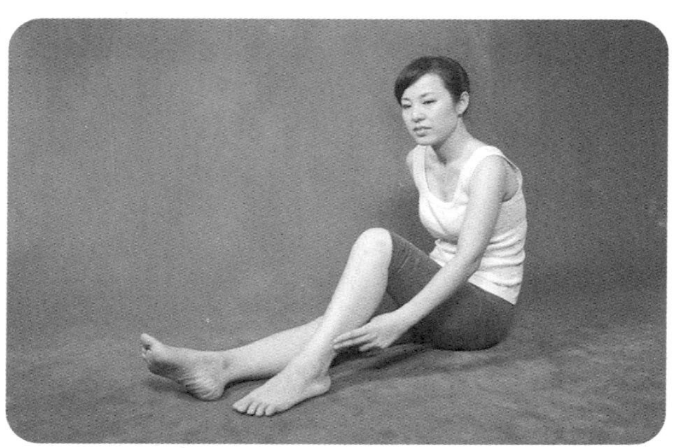

图 5－34　点揉绝骨

第六章　日常保健和注意事项

第一节　日常保健

由于生活节奏加快、工作压力增大，头晕头痛发生的几率显著上升。做好日常保健可以有效防止头晕头痛的发生。

一、运动保健

体育锻炼是防治头晕头痛的一种有效手段，可以增强人体的免疫力，愉悦心情；有时间锻炼的人可以每天用固定的时间进行慢跑、散步、太极拳、八段锦等运动，可有效排除或缓解紧张与压力。

对于白领一族，可以在办公室中做“左顾右盼”和“指尖运动”等保健操来放松紧张的肌肉。

1. 左顾右盼

双手叉腰，边吸气，边将头缓慢转向左侧，让右侧颈部伸直后停留片刻，再缓慢将头转向右侧，呼气，再停留片刻。左右交替进行各 10 次。（图 6－1、6－2）

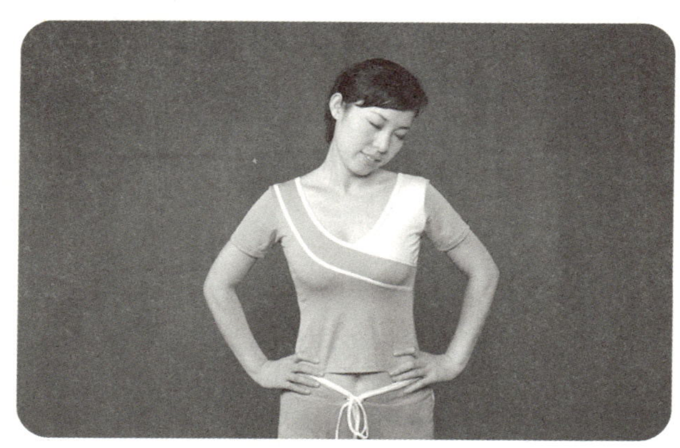

图 6－1 左顾右盼①

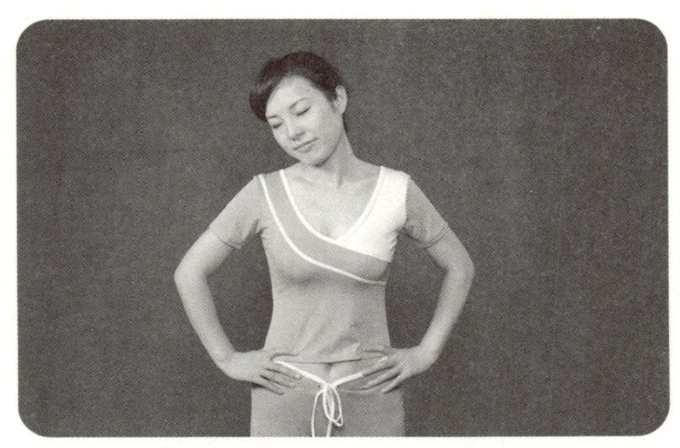

图 6－2　左顾右盼②

2. 指尖运动

首先两手握拳，然后从小指渐渐打开，打开的时候要迅速而有力，打开拳头后，应用力伸展手指。然后，同样从小指开始握拳，这个动作反复进行，便能取得良好的健脑效果。(图 6－3 至图 6－6)

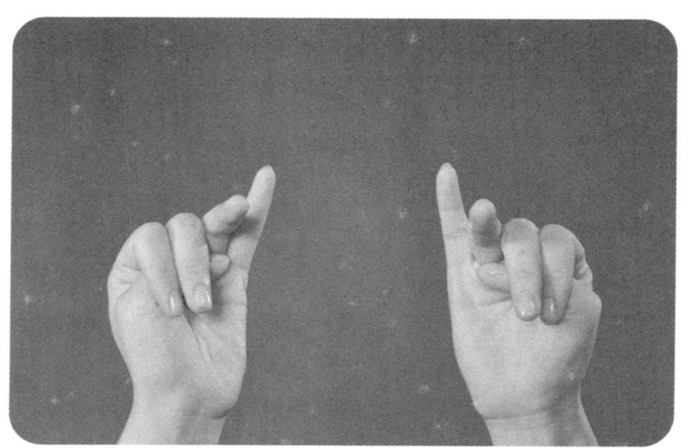

图 6－3　指尖运动①

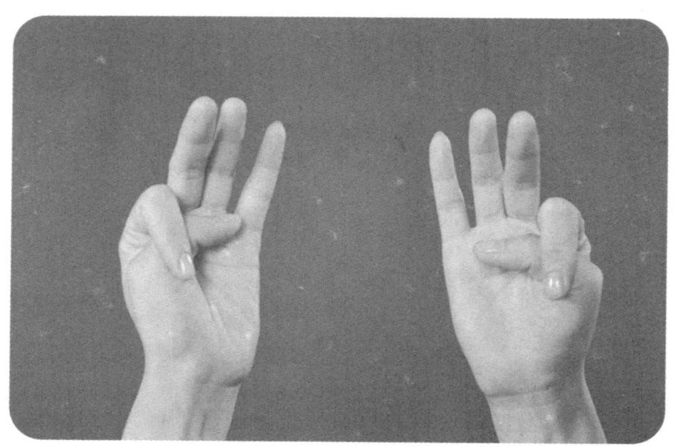

图 6－4　指尖运动②

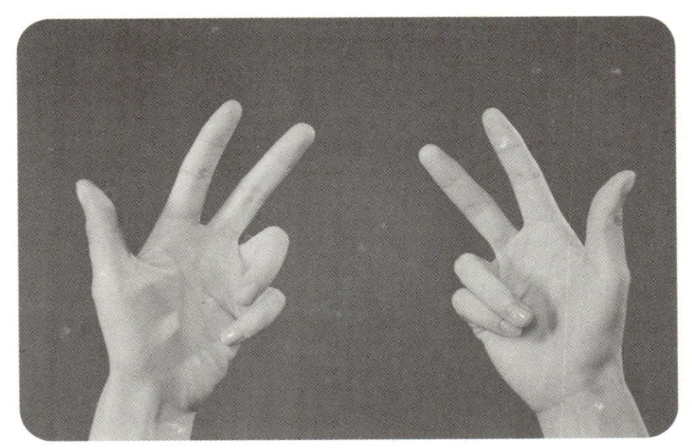

图 6－5　指尖运动③

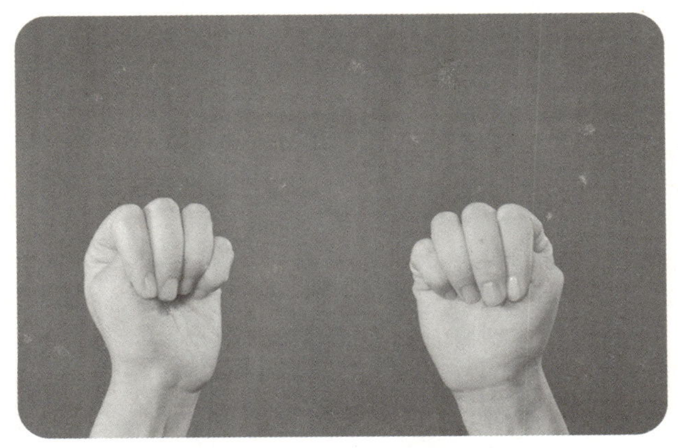

图 6－6　指尖运动④

二、睡眠保健

“闭目养神”是对睡眠保健的重要性进行

的直观诠释。不过睡觉也要讲究方法，若睡眠时间过长，睡醒后反而会出现头痛。因此小睡片刻或许可以消除头痛，小睡时最好平躺着睡，睡眠姿势怪异或者趴着睡，都会使颈部肌肉收缩，进而引发头晕头痛。

三、饮食保健

宜多食清淡易消化食物，如各种新鲜蔬菜和水果等。

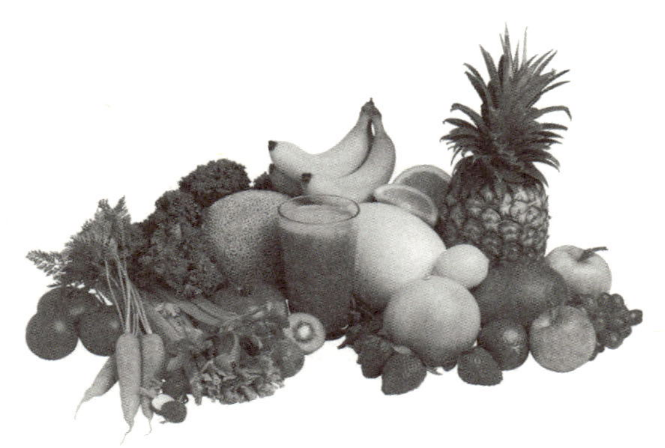

少食或慎食刺激性食物，如咸鱼、咸菜、奶酪、火腿、巧克力、咖啡、猪头肉、螃蟹、虾、辣椒等。

第二节　注意事项

◎避免情绪紧张、不急不躁，保持心态平和。

◎生活规律，不熬夜，睡前用温水洗脚，保证充足、高质量的睡眠。

◎不滥用药物，尤其是止痛药。

◎多饮水。每天保证喝 8 杯水（约 2000 ~ 2500ml），要主动喝，不能等渴了再喝，最好喝白开水，不喝可乐及含糖饮料。

◎善用铅笔，在做文书工作时可在上下齿间放支铅笔，并提醒自己不能留下深深的齿痕，这样做有助于放松紧张的神经和肌肉。

◎避免嘈杂。强噪音是引发紧张性头痛的常见原因。

◎避免强光照射。刺眼的光线，如阳光、闪光灯、电视屏幕等，会使你产生眼睛疲劳，最后引发头痛。当你要外出时，记得戴太阳镜。如果你在电脑前工作一段时间后，记得休息片刻，向远处眺望。

◎饮食宜清淡，低盐，低糖，少食油腻、肥甘、油炸、火烤、盐腌等食品，多吃新鲜蔬菜和水果。